KB119734

오늘도 잘했어요가

오늘도 잘했어요가

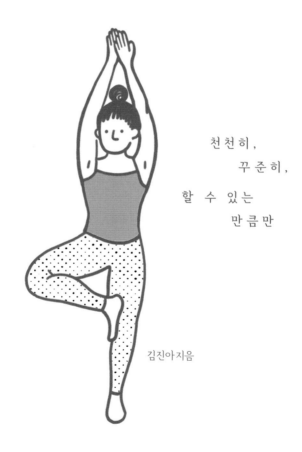

천천히,
꾸준히,
할 수 있는
만큼만

김진아 지음

위즈덤하우스

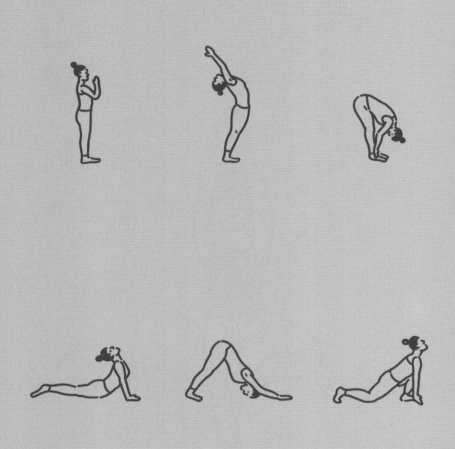

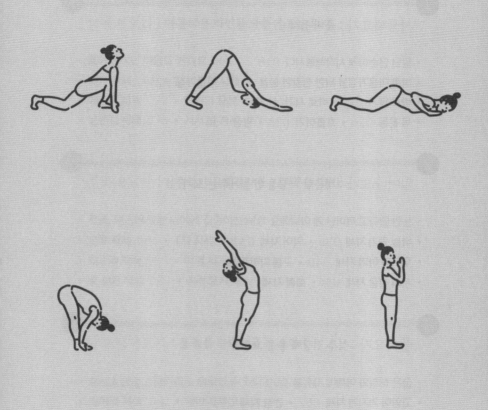

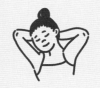

잘하고 싶어서,
잘 살고 싶어서
오늘도 요가를 합니다

저는 요가를 하는 사람입니다. 그리고 요가를 아주 많이 좋아합니다. 무엇보다 요가를 통해 몸과 마음이 많이 바뀌었습니다. 이 책은 5년 동안 직접 요가를 하면서 저에게 도움이 되었던 동작들과 그것을 통해 느낀 점들을 정리한 것입니다. ('요가'란 단어를 너무 많이 쓴 것 같네요!)

저는 잘못 선택했다가 후회하고, 깨우친 것 같다가도 다시 실수하고, 넘어졌다가 또 반성하며 성장하는 사람입니다. 이런 모순을 잘 받아들일 수 없어서였는지, 요가를 시작하기 전에는 우울증이라 이름 내리기 어려운 무거움이 마음 깊이 단단히 자리 잡고 있었습니다. 이런 마음, 그런 기분을 어떻게 해결해야 할지 알지 못한 채 결국엔 '모르겠다'라고 결론 내는 순간이 많았습니다.

다른 사람들의 답은 내 답이 아니었고, 설사 정답에 가깝다 해도 제 것이 아닌 것처럼 느껴져 어색했습니다. 답답했습니다. 결국 나에 대한 답은 내가 발견해야 하는 것이었습니다.

답을 구하기 위해 요가를 시작한 것은 아니었습니다. 우연히《자세를 바꾸면 인생이 바뀐다》라는 한 책의 제목을 보고 '진짜 내 인생 좀 바꿔줘라…'라는 꼬인 마음으로 요가를 등록했습니다.

그런데 선생님을 따라 건강하게 숨 쉬는 법을 따라 했더니 이전에 쉬던 숨과 다르게 느껴졌습니다. 당연하게 생각했던 자세를 요가 형태로 바꾸어 시도해보니 묘한 기분이 들었습니다. 생전 처음 보는 자세들을 연습하면서 이상한 성취감을 맛보았습니다.

* * *

저는 늦은 저녁에 하는 요가를 좋아합니다.

가끔 요가 수업을 마치고 집으로 걸어 돌아오면서 울었습니다. 지금의 나를 만든 시간과 사건들이 영화〈라라랜드〉의 마지막 회상 장면

처럼 떠올랐습니다. 이렇게나 모자란 사람인 내가 이렇게 어마 무시한 충만함을 느낀다는 게 무서웠습니다. 저는 제가 싫었고, 그러면서 가여웠고, 괜찮은 부분이 보여서 웃었다가도 다시 미련하게 느껴졌습니다. 제 안에 있는 다양한 자아가 총출동해서 '내가 진짜 나'라고 우겨대는 것 같았습니다. 그래도 울고 나면 마음이 한결 가볍고 명료해졌습니다.

요가를 하며 나에게 깜짝 놀랄 정도의 다양한 모습이 있고, 그 모습 하나하나를 개별적으로 바라봐줄 시간이 필요하다는 것을 알게 되었습니다. 그리고 그 성향에 맞게 마음을 잘 다스려야 한다는 것도요.

요가를 하다 보면 나만 이렇게 힘든가, 나만 이렇게 중심이 흔들리나 생각하겠지만 사실 주위를 살펴보면 다들 똑같은 마음으로 자신과 싸워내는 중이라는 걸 발견하게 됩니다. 잘하고 싶어서, 잘 살고 싶어서.

우리는 혼자서 요가를 하지만 혼자가 아니기도 합니다. 혼자 끙끙대며 시간을 보내다가도 결국 서로를 보게 되죠. 다른 사람에게 영향을 받는 것이 좋고, 영향을 주는 것도 좋습니다.

누구에게나 받아들이기 힘든 모습과 이해받기 어려운 면이 있지만, 그것은 남과 비교할 일이 아닙니다. 상대방에게 적확한 답을 줄 수 있는 것도 아닙니다. 그저 '넌 그랬구나, 난 이랬어' 하면서 서로를 다독일 뿐입니다.

물론 요가만으로 이런 생각을 가지게 되었다고 말할 수는 없지만, 요가를 통해 전, 제 주변을 더 깊고 더 애틋하게 바라보게 되었다고는 말할 수 있을 것 같습니다.

이제 요가원에 가면 자연스레 마음이 편해집니다. 요가를 시작하기 전의 편안함과 요가를 하는 중의 집중과 요가를 하고 나서의 충만함이 켜켜이 쌓여 건강한 기분이 무엇인지 알게 되었습니다. 저는 그렇게 요가를 통해 건강한 습관을 익힐 수 있었습니다.

* * *

책을 만들며 요가 하는 시간보다 글을 쓰고 그림을 그리는 시간이 더 많았습니다. 제가 요가를 하면서 느낀 것을 충분히 담아내고 싶었기 때문입니다.

정확한 글을 쓰기 위해 많은 책을 펼쳐보았습니다. 그리고 다른 이들의 글을 읽으며 많은 위안을 얻었습니다. 나도 이렇게 아팠고, 이제 조금 괜찮아졌지만, 언제든 다시 고민에 빠질 수 있다고 솔직하게 해주는 이야기가 좋았습니다.

요가를 통해 부끄럽지 않도록 노력했고, 매번 칭찬할 만한 내 모습을 발견했으며, 더디지만 나아가고 있다는 확신을 가질 수 있어서 용기 내어 제 이야기를 한 자 한 자 적을 수 있었습니다.

독자 여러분께는 이 책이 어떻게 가 닿을지 궁금합니다. 저는 요가를 통해 많이 달라지고 좋아졌습니다. 독자 여러분도 그랬으면 좋겠습니다.

①

시작해요가

: 준비 동작

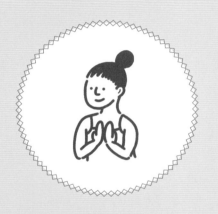

일단 단순하게 시작해봅시다

저는 5년 전에 요가를 시작했어요.

처음에는 자세교정을 위해 요가를 시작했지만,

이제 요가는 제 인생에서 빼놓을 수 없는 활동이 돼 버렸어요.

수련은 멈춰 섰다 나아가는 도전의 과정이었습니다.

요가의 참맛을 알게 된 후로 저는 바르지 않은 자세를 조금이라도 바꾸고 싶었고, 근육의 미세한 움직임에 집중하고 싶었고, 마음가짐도 정갈하게 하고 싶었습니다.

그렇게 하나하나 하다 보니 여기까지 오게 되었네요(그리고 이렇게 책까지 내다니!).

그렇지만 고백하건대 저는 쉽게 마음이 요동치는 갈대 같은 사람입니다.

바른 마음가짐으로 접근해야 하는 요가이지만, 매일 예상치 못한 크고 작은 일들을 겪고 나면 기쁘고, 즐겁고, 화나고, 슬프고, 아팠습니다.

그렇게 감정들이 휘몰아치고 지나가면 온전치 못한 마음을 달래기 위해 요가를 하러 가곤 했답니다.

일단 집으로 가서 요가 매트를 펴요.

그리고 지금의 나를 살피기 위해 요가를 시작합니다.

단순하게 일단, 시작하면 돼요.

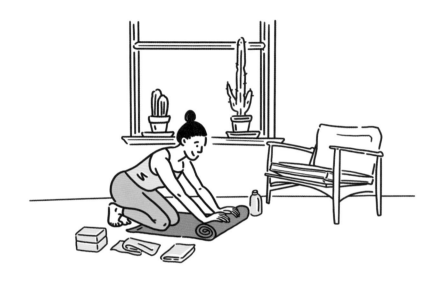

바른 마음가짐을 위한 정갈한 환경

Good environment for the right attitude

요가를 시작하기 전에는 주변 환경을 정갈하게 해야 합니다. 여러 명이 모인 요가원이든, 혼자 수련하고 싶은 방이든 공간이 어지러운 상태에선 수련에 집중하기가 어려워요. 주변의 물건들이 제자리를 찾게 하고, 매트를 폅니다. 그리고 필요에 따라 스트랩, 수건, 블럭, 물 등을 손에 닿는 위치에 두고 요가를 시작해봐요.

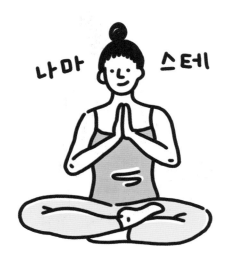

마음가짐

Citta

요가는 몸과 마음을 함께 수련하는 활동인 만큼 운동 전의 마음가짐이 중요하다고 생각해요. 저는 이른 아침에 요가를 할 때는 오늘은 어떤 마음가짐으로 하루를 보낼지, 늦은 저녁에 요가를 할 때는 오늘은 어떤 하루를 보냈는지 생각한답니다. 이 과정은 내가 바라는 내 모습에 가까워지는 생각 연습이라고 생각해요. 요가를 시작하기 전에 마음을 차분하고 편안하게 유지하면서, 이 시간만큼은 나에게 온전히 집중하겠다는 마음을 가져보아요!

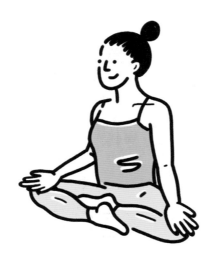

바로 앉기

Sitting Properly

바로 앉기란 척추를 곧게 세우고 골반을 중앙에 위치하여 상체의 무게를 잘 지지하는 자세를 말해요. 바르게 앉지 않으면 척추에 압박이 가해지고, 어깨가 둥글게 말리며, 폐가 수축되어 호흡을 원활히 할 수 없습니다. 바르게 앉을 때 몸은 휴식을 취하고, 의식은 영민하게 살아납니다. 몇 분 동안 앉은 상태의 느낌을 관찰하세요. 처음에는 자세가 익숙하지 않아서 낯선 느낌을 받을 수 있지만, 점차 주의가 집중되며 머리가 맑아지는 느낌이 들 것입니다.

❶

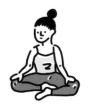

정면으로 두 다리를 쭉 펴고 앉은 후, 왼쪽 무릎을 구부리고 왼발을 잡아당겨 발뒤꿈치를 회음부 가까이 댑니다. 그다음 오른쪽 무릎을 굽혀 오른발꿈치를 왼발 앞쪽에 가져다 둡니다. 양발 뒤꿈치가 일직선에 있도록 합니다.

❷

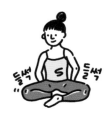

양 엉덩이를 들어 올렸다 내렸다 하면서 골반을 중앙에 바르게 위치시킵니다. 아랫배에 살짝 힘을 주며 척추와 바닥이 수직이 되도록 앉습니다.

❸

정수리에서 보이지 않는 끈이 나를 부드럽게 위로 당기고 있다는 느낌으로, 허리부터 목까지 상체를 곧게 세웁니다. 귀를 향해 어깨를 위로 올린 다음, 부드럽게 뒤로 넘겨서 어깨뼈를 등 뒤에 밀착시킵니다.

❹

긴장을 풀고 어깨를 아래로 당기듯 자연스럽게 내립니다. 턱 끝을 안쪽으로 살짝 당기고, 부드럽게 정면을 바라보고, 손은 편안하게 무릎 위에 올려 둡니다. 오른발과 왼발의 위치를 바꾸어 반대쪽 동작도 진행합니다.

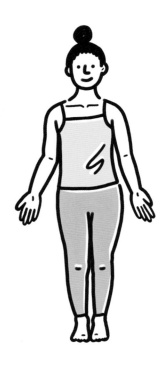

바로 서기 : 산 자세

Tadasana

이 동작은 산처럼 고요하고 견고하게 서는 자세를 말합니다. 바르게 서는 것만으로 몸이 가벼워지고 마음이 경쾌해집니다. 많은 사람이 바르게 서는 방법에 큰 관심을 기울이지 않습니다. 신발 밑창의 한 부분만 닳는다면 평소에 선 자세가 잘못됐다는 것인데, 선 자세가 바르지 않으면 엉덩이가 처지고, 배가 나오고, 목이 앞으로 쭉 빠집니다. 이와 동시에 척추에 힘이 잘못 들어가서 쉬이 피로해집니다. 척추에 체중을 고르게 분산시켜 적절한 긴장감과 산뜻한 기분을 느껴보아요.

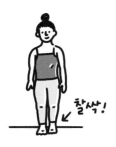

❶

양발의 뒤꿈치와 엄지발가락이 서로 맞닿게 모아 섭니다. 발을 앞뒤로 움직여 발바닥과 발가락을 바닥에 고르게 밀착시킵니다.

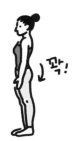

❷

두 무릎을 모으고 허벅지를 밀착시킵니다. 연결되는 힘으로 꼬리뼈를 살며시 내리며 엉덩이를 조여 줍니다.

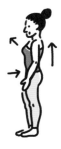

❸

아랫배는 안으로 말아 살짝 힘주고, 척추를 곧게 세웁니다. 가슴은 위로 들고, 턱 끝을 안쪽으로 당겨 목 뒤를 늘입니다.

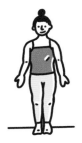

❹

어깨를 뒤로 보내고, 팔의 힘은 자연스럽게 풉니다. 양발에 골고루 체중을 실어 자세를 유지합니다.

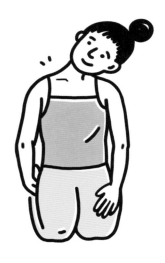

목 운동

Neck Stretching

목과 어깨에 묵직한 통증이 느껴지시나요? 오랜 시간 같은 자세로 생활해야 하는 현대인의 목과 어깨에는 쉬이 피로가 쌓이고, 이로 인해 심한 통증이 나타나는 경우도 많습니다. 간단한 움직임만으로 목의 피로를 풀어 긴장을 풀고, 뭉친 어깨의 근육을 시원하게 이완시켜 머리까지 맑게 만들어보아요. 또 이 동작은 요가를 시작하기 전에 반드시 해야 하는 준비운동이기도 합니다.

❶

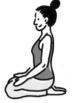

무릎을 꿇고 앉아 발등이 바닥에 닿게 하고, 상체를 바로 세웁니다. 몸에 불필요한 긴장을 없앱니다.

❷

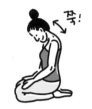

어깨가 귀와 멀어지도록 쭉 늘여줍니다. 턱 끝이 쇄골과 가까워지도록 고개를 숙여 목 뒷부분을 늘여줍니다. 그다음 천천히 머리를 뒤로 젖혀 목 앞부분을 늘여줍니다.

❸

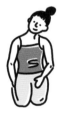

목 앞뒤를 늘인 후 목 양옆을 스트레칭 합니다. 오른 손바닥이 위로 향하게 한 후 오른 허벅지와 종아리 사이에 낍니다. 귀와 어깨가 멀어지게 왼쪽으로 고개를 내립니다. 고개를 내릴 때 양어깨의 선이 수평을 이룬다고 생각하며 균형 잡습니다.

❹

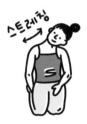

끼워놓은 손을 고정축으로 삼아 어깨를 조금씩 더 내립니다. 팔에 저릿저릿한 느낌이 듭니다. 이때 몸이나 어깨가 고개를 따라가지 않도록 주의합니다. 무리가 되지 않게 천천히 고개를 되돌려 올리고 반대쪽도 진행합니다.

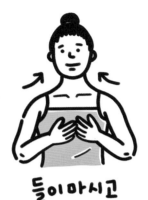
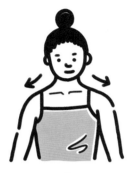

들이마시고 　　　 내쉬고

호흡하기
Pranayama

안 좋은 자세는 폐를 압박해 호흡이 원활하게 이루어지지 못하게 한다고도 해요. 반대로 말하면 숨을 제대로 쉬는 것만으로 바른 자세를 유지할 수 있다는 뜻이기도 하겠죠? 일상생활에서 호흡할 때는 입과 코를 모두 사용하지만, 요가를 할 때는 주로 코와 배로 호흡합니다. 처음에는 답답하다고 느낄 수 있지만, 호흡에 집중하는 것만으로도 순환이 잘되고 머리가 맑아지는 것을 느낄 수 있습니다. 저 또한 잘못 호흡하고 있다는 것을 깨닫고, 작은 것부터 세심하게 신경 써야겠다는 마음이 들었어요. 모든 생활의 시작인 호흡에 집중해보아요!

❶

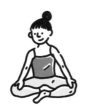

무릎을 꿇거나, 결가부좌 자세를 하거나, 아빠 다리를 하는 등 내 몸 상태에 맞는 동작을 선택하여 바른 자세로 앉습니다.

❷

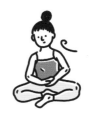

입을 다문 채, 코로 숨을 천천히 들이쉬면서 코끝으로 전달되는 공기의 움직임을 느껴봅니다. 들이쉬는 숨이 머리와 목과 가슴을 통해 들어옵니다.

❸

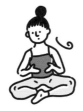

들이쉬는 숨이 폐를 팽창시켜 가슴이 열리는 것을 느낍니다. 손을 갈비뼈에 가져다 대면, 갈비뼈와 함께 손이 천천히 열리는 것을 느낄 수 있습니다.

❹

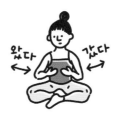

코로 숨을 천천히 내쉽니다. 들이마신 공기를 몸에서 모두 빼낸다는 생각으로 아랫배를 조여주며 숨을 내뱉습니다. 갈비뼈의 움직임을 느끼면서 편안한 마음으로 호흡을 유지합니다. 들숨과 날숨의 길이를 동일하게 합니다.

──────

손을 갈비뼈에 대는 이유는 바른 호흡을 몸으로 느끼기 위함입니다. 호흡이 익숙해졌다면 다른 동작을 할 때도 이렇게 호흡하세요.

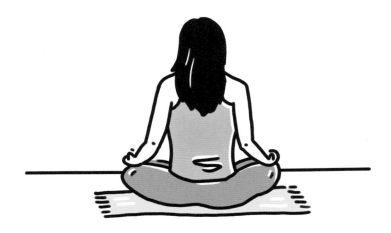

명상

Dhyana

바른 호흡은 명상의 가장 친한 친구라고 할 수 있죠! 의식을 코끝에 모으고 들숨과 날숨에 집중하여 명상을 진행합니다. 효율성과 속도가 강조되는 일상생활을 유지하기 위해서라도 평소에 마음의 빈 공간을 만들어주는 것은 중요하다고 생각해요. 머리를 복잡하게 하는 다른 일은 잠시 치워두고 명상을 통해 머리가 맑아지는 것을 느껴보세요.

❶

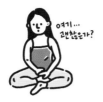

집중할 수 있는 공간을 만듭니다. 꼭 조용한 곳이 아니어도 '이곳이 명상할 공간'이라는 생각이 들면서 자연스럽게 집중할 수 있는 곳이면 됩니다. 몸의 균형을 맞추어 앉거나 섭니다.

❷

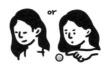

시선은 눈을 살짝 감아도 되고, 눈을 떴다면 한 사물을 정해 시선을 고정합니다.

❸

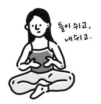

들이마시고 내쉬는 숨의 간격은 동일합니다. 호흡을 코끝으로 느낍니다.

❹

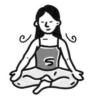

나를 불편하게 했었던 생각들이 숨을 통해 나간다고 생각하며 호흡을 유지합니다.

일어나요가

: 개운한 아침을 만들어주는 요가

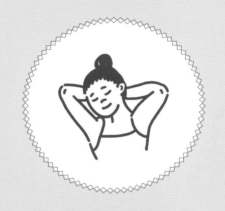

- 바늘 꿰기 자세 -

- 악어 자세 -

- 무드라 아기 자세 -

- 구름 다리 자세 -

- 서서 전굴 자세 -

- 화환 자세 -

눈만 떴다고 깨어난 게 아니에요

저는 아침잠이 많아요.

알람을 몇 개나 맞춰도 못 일어날 때가 있답니다.

마치 내 안에 또 다른 내가 있는 것처럼 알람을 다 끄고 다시 잠들어놓고도 기억이 나지 않아요.

침대에서 몸을 일으키는 게 왜 이렇게 힘든 일인지….

문제는 그렇게 늦게 일어나 준비하는 날이면 꼭 무언가를 빠뜨리게 된다는 거예요.

그래서 '내일 아침에는 꼭 일찍 일어나서 서두르지 말아야지!' 하고 다짐을 하곤 하죠.

물론 다음 날 아침이면 다시 후회를 반복하지만요.

이런 악순환에서 벗어나기 위해 아침마다 뻑뻑해진 기계를 다시

작동시키듯이 움직이는 연습을 합니다.

눈을 뜨기 전에 손가락을 꼼지락거리고,

발가락을 까딱까딱하고, 목을 좌우로 요리조리 돌려봅니다.

삐거덕거리는 부품에 기름칠하듯 몸을 슬슬 달래가며 조금씩 깨워주다 보면 이내 쓸 만한 상태가 되는 기분이에요.

처음에는 힘들겠지만 조금씩 강도를 높여가며 몸을 깨우다 보면 어느새 침대에서 가뿐하게 일어날 수 있을 거예요.

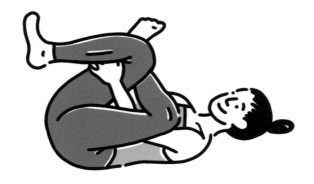

바늘 꿰기 자세

Sucirandhrasana

밤새 굳어 있던 골반 주변의 근육들을 움직여 몸을 깨우는 동작입니다. 특히 엉덩이와 허벅지 뒤 근육을 늘여주어 몸을 일으키기 전에 하는 준비운동으로 적절합니다. 또 허리통증을 완화하고, 가스를 없애주고, 숙변을 제거하도록 돕습니다. 잠에서 천천히 깨어나기 위해 악어 자세와 함께 누워서 진행해보아요!

❶

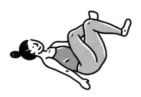

머리와 어깨, 꼬리뼈가 바닥에 닿게 눕습니다. 오른 다리를 접어 왼쪽 무릎 위에 오른발을 올립니다. 양발 끝은 몸쪽으로 당겨줍니다.

❷

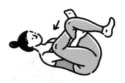

다리 사이에 팔을 넣어 왼쪽 허벅지 앞쪽으로 깍지를 낍니다. 내쉬는 숨에 양손으로 천천히 무릎을 당깁니다. 올라간 발이 가슴 쪽에 가까워지면서 골반에 자극을 느낄 수 있습니다.

❸

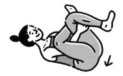

이때 엉덩이가 뜨지 않도록 유의하며 엉덩이 끝을 바닥으로 내려줍니다. 등과 어깨도 바닥에 붙이려 노력합니다.

❹

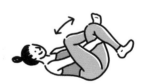

들이마시는 숨에 힘을 풀고 숨을 내쉬면서 다리를 가슴 쪽으로 더 가까이 끌어당깁니다. 30~50초간 호흡과 동작을 반복적으로 진행합니다. 반대쪽도 동작을 진행합니다.

어깨와 꼬리뼈가 바닥에서 많이 뜨거나 손으로 허벅지를 잡는 게 불편하다면 수건이나 밴드로 다리를 감싸 자세를 진행합니다.

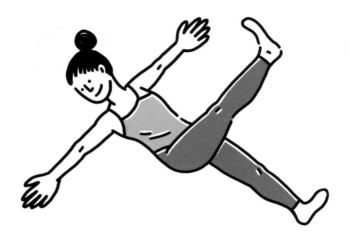

악어 자세

Eka pada Jathara Parivartanasana

아침에 눈을 뜨자마자 가뿐하게 몸을 벌떡 일으키는 게 쉬운 일은 아니더라고요. 몸도 슬금슬금 깨어날 시간이 필요합니다. 이 자세는 몸의 중심인 척추를 자극해 기운을 살리는 동작입니다. 누운 상태로 다리를 옆으로 넘길 때 허리 주변 근육을 이완해 척추 교정에 도움을 주며 유연성을 길러줍니다. 허리를 비틀면 아랫부분이 시원하게 늘어나는 것을 느낄 수 있어요. 아랫배 군살도 제거해준다고 하니 일석이조죠?

❶

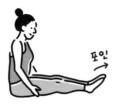

다리를 펴고 앉습니다. 허리를 곧게 펴고 발끝을
앞으로 뻗어줍니다.

───────
발끝을 앞쪽으로 쭉 뻗는 걸 '포인'이라고 합니다.

❷

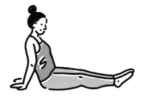

손을 엉덩이 뒤에 놓고, 손끝이 엉덩이 반대 방향
을 향하게 합니다.

❸

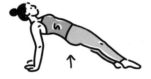

숨을 내쉬면서 엉덩이를 천천히 들어 올립니다.
팔과 다리의 지탱하는 힘을 이용해 몸통까지 들어
올립니다. 이때 발바닥이 바닥에서 떨어지지 않게
합니다.

───────
자세를 진행하는 도중 허리가 아프다면 무리해서 몸통을 올
리지 말고 가능한 단계에서 멈추는 것을 권장합니다.

❹

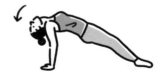

척추의 힘으로 몸통을 지탱하며, 천천히 머리에
힘을 풀고 뒤로 젖힙니다. 20~30초간 동작을 유
지합니다.

───────
동작을 마무리할 땐 내쉬는 호흡에 엉덩이부터 천천히 그리
고 조심스럽게 바닥으로 내려옵니다.

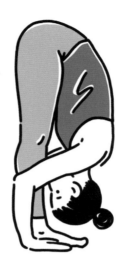

서서 전굴 자세
Uttanasana

강렬함을 뜻하는 '우(Ut)'와 쭉 뻗는다는 뜻의 '타나(Tan)'로 이루어진 동작으로, 강렬하게 전신을 뻗어 아침에 몸을 깨우기에 좋은 동작입니다. 완성 자세는 간단해 보이지만, 척추를 중력 방향인 아래로 늘여주어 척추 신경을 활성화하고, 혈액순환에도 도움을 줍니다. 또 다리의 뒤 근육을 강화시켜 몸을 지탱하는 근육이 더욱 건강해집니다. 무리하게 몸을 아래로 뻗어 유연성의 한계에 도전하기보다 몸에 무리가 가지 않는 선에서 동작을 충분히 느껴보세요.

❶

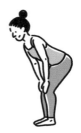

서 있는 상태에서 상체를 천천히 앞으로 숙입니다. 이때 폴더폰이 접히듯, 허리 아랫부분과 허벅지가 닿는다는 느낌으로 상체와 하체를 붙여서 접어 내려갑니다.

❷

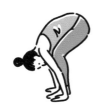

상체를 완전히 접어 내려갔을 때 무릎이 구부러지지 않게 다리를 쭉 폅니다. 다리를 펴기 어렵다면 무릎을 살짝 접어 허벅지와 배가 닿게 하여 동작을 유지합니다. 양 손목을 발뒤꿈치와 같은 라인에 놓습니다.

❸

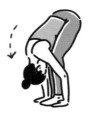

이마가 정강이에 닿아야 동작이 완성되지만, 무리하지 않습니다. 발의 무게중심을 발볼 쪽으로 살짝 옮기며 발이 바닥에 뿌리내리도록 합니다.

❹

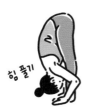

내쉬는 숨에 상체의 힘을 완전히 빼고 목과 어깨의 긴장을 풉니다. 척추의 힘을 풀고 중력에 몸을 맡깁니다. 흔들흔들 허리를 이완시켜주며, 골반에 공간을 만듭니다. 몸의 무게를 조절하며 호흡을 반복합니다.

손바닥이 바닥에 충분히 닿는다면, 양팔로 정강이를 감싸 깊게 이완합니다.

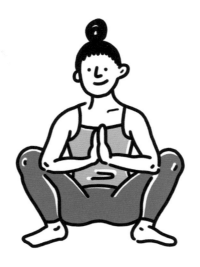

화환 자세

Malasana

화환 자세는 골반과 고관절을 활짝 열어, 아랫배와 몸의 중심부를 원활히 순환시켜 전신에 기운이 돌게 하고 집중력을 키워줍니다. 또 하체 근력을 키워 신체의 균형을 개선해줍니다. 특히 생리통, 생리불순에도 도움이 됩니다.

하루에 즐거운 일이 한 가지는 꼭 생긴다고 해요. 오늘은 어떤 즐거운 일이 생길지 기대하면서 하루를 시작해봅시다!

❶

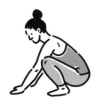

양발을 엉덩이 너비보다 살짝 넓게 벌려 쪼그려 앉습니다. 양발은 45도 각도로 벌려줍니다.

❷

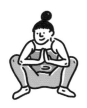

양발로 바닥을 밀어내면서 팔꿈치를 무릎 안쪽에 붙여줍니다. 허리 아랫부분의 뒤 근육을 바르게 세우면서 양손을 가슴 앞에 합장합니다.

❸

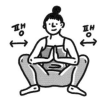

무릎이 양팔을 자연스럽게 미는 힘이 느껴집니다. 이때 팔꿈치로 무릎을 밀어내며 팽팽한 긴장감을 느낍니다. 고관절이 확장되는 것을 느낄 수 있습니다.

❹

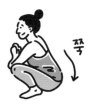

들이마시는 숨에 허리를 바르게 펴며 꼬리뼈를 아래로 내려줍니다. 내쉬는 숨에 가슴이 정면을 바라보게 하면서 골반을 조금 더 확장합니다. 호흡을 유지하며 자세를 유지합니다.

풀어요가

: 척추 건강에 좋은 요가

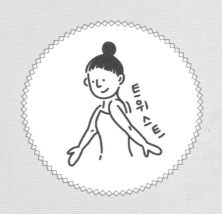

❶

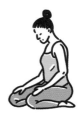

무릎을 골반보다 조금 넓은 너비로 벌려 앉습니다. 들이마시는 숨에 양손을 앞으로 뻗으며 상체를 숙입니다.

❷

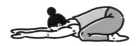

허리 아랫부분까지 쭉 늘이는 느낌으로 앞으로 깊게 숙입니다. 긴장을 풀고 자세를 유지합니다.

❸

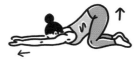

손을 꼼지락거리며 앞으로 나아가면서 상반신을 앞으로 밀어냅니다. 천천히 엉덩이가 무릎과 일직선이 될 때까지 들어줍니다.

❹

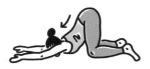

겨드랑이와 턱이 바닥에 닿습니다. 가능하면 가슴이 바닥에 닿게 하고 어깨를 더 활짝 엽니다. 날개뼈 주위의 근육이 시원하게 늘어남을 느낍니다. 힘을 빼고 자세를 유지한 채 천천히 호흡하세요.

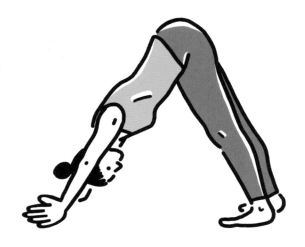

견상 자세

Adho mukha Svanasana

요가의 대표적인 쉬는 동작 중 하나입니다. 몸 전체가 삼각형 형태를 띠는 동작으로, 어깨뼈를 크게 확장시켜 어깨 결림을 풀고 자유신경계를 조절해줍니다. 또 고개를 툭 떨어뜨리는 동작은 머리를 맑게 하고 전신의 피로를 해소해줍니다.

동작이 익숙하지 않은 분이라면 등과 다리가 쭉 펴지지 않을 수도 있어요. 몸의 뒤 근육은 일상생활에서 자주 사용되지 않기 때문에 부드러워지는 데 시간이 필요하답니다. 서두르지 말고 천천히 동작을 발전시켜보아요!

❶

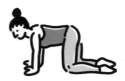

무릎을 꿇고 앉아 양손과 무릎을 어깨너비로 벌려 기어가는 자세를 유지합니다. 이때 팔꿈치와 어깨는 바닥과 수직을 이룹니다.

❷

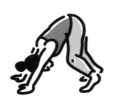

발을 세우고 무릎을 구부리며 엉덩이를 들어 올려 주세요. 엉덩이를 들 때 허리와 등이 굽지 않게 주의합니다. 서서히 발바닥 전체를 바닥에 붙여줍니다.

❸

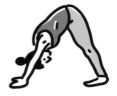

양어깨를 펴고 다리를 곧게 세워 몸을 삼각형 형태로 만듭니다. 삼각형을 만드는 게 어렵다면 무릎을 살짝 구부려 등을 펴는 데 집중하세요.

❹

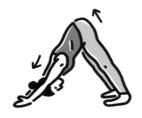

손바닥으로 바닥을 힘주어 밀면서 어깨를 조금 더 열고, 꼬리뼈를 천장으로 올린다는 생각을 하면서 몸을 미세하게 움직여 뒤 근육의 자극을 느낍니다. 시선은 다리 사이를 보면서 자세를 유지합니다.

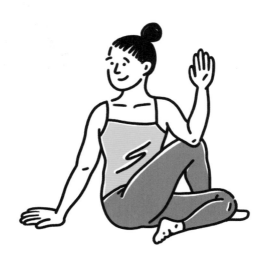

반비틀기 자세

Ardha Matsyendrasana

이 동작은 상체를 빨래 짜듯 비트는 자세입니다. 허리 아래쪽부터 목까지 척추 전체를 비틀어 요통을 완화하고, 등을 반듯하게 펴주어 자세교정에 도움을 줍니다. 하복부를 강하게 수축해 내장기관을 자극하여 소화 기능도 좋아집니다. 또 몸속의 불필요한 노폐물의 제거하고, 복부 지방을 분해하는 데에도 효과적입니다. 반비틀기 자세로 허리 건강도 챙기고 몸에 쌓인 독소도 제거해보아요!

❶

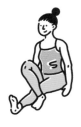

허리를 바로 세우고 다리를 앞으로 뻗어 앉습니다. 오른 무릎을 구부려 뒤꿈치가 왼쪽 허벅지 바깥으로 오게 합니다.

❷

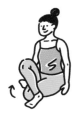

왼 다리를 접어 발을 오른쪽 엉덩이 아래에 놓습니다.

❸

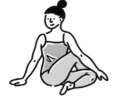

왼쪽 겨드랑이 사이에 무릎을 끼운다는 느낌으로 왼팔을 앞으로 밀듯이 뻗어 끼워 세운 다리를 밀어내고, 오른팔은 등 뒤로 보냅니다. 복부 깊은 곳부터 가슴, 어깨, 목, 머리 순서로 몸을 비틉니다.

❹

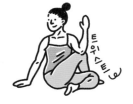

내쉬는 숨에 허리를 세우고 가슴을 들어 올리며 몸을 더욱 비틀어봅니다. 시선은 뒷벽을 보며 고개도 함께 돌려주세요. 호흡하면서 동작을 반복합니다.

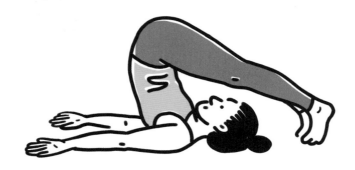

쟁기 자세

Halasana

어깨와 목의 뭉친 근육을 풀어주고 신진대사를 원활하게 해주는 동작입니다. 자세를 시작하고 마칠 때 목부터 허리 아래까지 단계적으로 내려주어 척추 교정에 효과적입니다. 또 복부를 자극해 장에 있는 가스를 배출시켜주고, 목뼈를 길게 늘여 머리로 통하는 혈관을 자극해 머리를 맑게 해줍니다. 어깨 서기 자세가 힘든 분이라면 쟁기 자세를 천천히 반복하면서 척추와 복부의 힘을 키워보세요!

❶

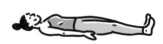

누운 상태로 두 다리를 붙이고 손바닥을 바닥에 댑니다.

❷

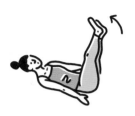

숨을 들이마시며 다리를 일자로 들어 올립니다. 숨을 내쉬면서 두 다리를 머리 뒤로 넘겨 발끝을 바닥에 닿게 합니다. 꼬리뼈부터 엉덩이, 허리 순서대로 천천히 들어 올립니다.

❸

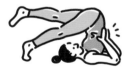

발끝이 바닥에 잘 닿지 않거나 다리의 위치가 불안정하다면 무리하지 말고 두 손으로 허리를 받칩니다. 목에 무리가 가지 않는 선에서 자세를 유지하면서 2~3분간 호흡합니다.

❹

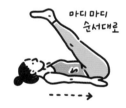

마디 마디 순서대로

내쉬는 호흡에 어깨, 등, 허리, 다리 순서대로 천천히 내려놓습니다. 누운 상태로 몸에 불편함이 없는지 확인하고 고개를 좌우로 돌려 가볍게 풀어줍니다. 팔과 다리를 조금 벌려 휴식을 취합니다.

목 디스크가 있거나 생리 중인 분들은 이 자세를 무리하게 진행하지 말아주세요.

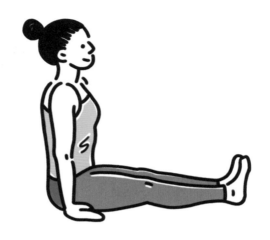

막대 자세

Dandasana

그냥 앉아 있는 동작이 아니에요! 어깨와 척추의 올바른 위치를 찾아가는 자세입니다. 보기에는 수월해 보여도 바르게 자세를 유지하면 찌릿찌릿한 근육의 긴장감을 느낄 수 있습니다. 온몸의 근육이 올곧게 자리 잡는 중이니 놀라지 마세요! 무리하면 허리가 아플 수 있으니, 등을 벽에 대고 동작해보는 것도 추천합니다.

❶

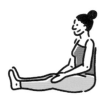

골반의 정렬을 바르게 맞추고, 두 다리를 펴고 모아 앉습니다. 꼬리뼈가 말리지 않고 바닥과 수직이 되도록 합니다.

❷

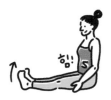

발꿈치부터 종아리, 허벅지 모두를 조이듯이 붙이고 배꼽을 안으로 당겨 복부에 살며시 힘주고 괄약근까지 조입니다. 발끝을 당기며 다리의 뒷부분이 바닥에 더 붙도록 꾹 눌러줍니다.

❸

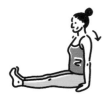

손바닥을 엉덩이와 나란한 선에 짚습니다. 어깨를 뒤로 살짝 돌리며 날개뼈를 아래로 내려줍니다. 어깨 끝이 귀와 멀어지게 합니다.

❹

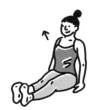

갈비뼈를 아래부터 올리듯이 가슴을 위로 듭니다. 턱을 쇄골에 가깝게 하며 정수리부터 꼬리뼈까지 곧게 세웁니다. 호흡과 함께 1~3분간 자세를 유지합니다.

다리를 바닥에 붙일 수 없다면 발을 몸쪽으로 조금 당겨 무릎을 살짝 구부리고 자세를 진행해주세요.

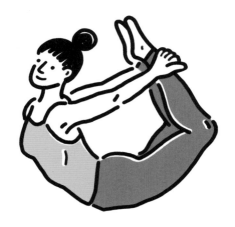

활 자세

Dhanurasana

전신을 뒤로 크게 젖혀 척추의 유연성을 길러주면서 등, 허벅지, 엉덩이의 근육을 자극해 신체의 활기를 찾아주는 동작입니다. 자세를 유지한 상태에서 오뚝이처럼 몸을 앞뒤로 왔다 갔다 반복하면 서혜부(아랫배와 넓적다리 주변)가 깊게 자극됩니다. 서혜부의 림프는 독소가 많이 쌓이는 부위라고 해요. 천천히 움직이면서 뻣뻣하게 느껴지는 림프를 부드럽게 자극해서 가볍고 상쾌한 몸을 만들어주세요.

❶

바닥에 배를 대고 엎드립니다. 평소에 허리가 불편했다면 다리를 골반 너비만큼 벌리고 다음 단계로 넘어갑니다.

❷

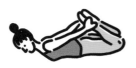

양 무릎을 구부리고 손바닥이 위를 향하게 둔 상태에서 손으로 양 발등이나 양 발목을 잡습니다.

❸

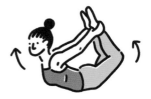

숨을 내쉬며 상체와 하체를 동시에 천천히 들어올립니다. 팔과 다리의 힘이 대응하며 팽팽한 긴장감이 생깁니다. 팔을 펴고 가슴을 활짝 열고 가능하면 팔과 다리를 좀 더 끌어올립니다.

❹

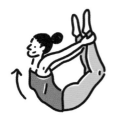

단전을 중심으로 온몸을 최대한 활처럼 구부립니다. 허리에 무리가 가지 않도록 엉덩이를 조입니다.

———
가능하다면 오뚝이처럼 앞뒤로 왔다 갔다 해보세요!

4

살빼져요가

: 아름다운 라인을 만들어주는 요가

❶

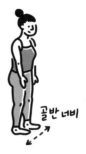
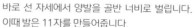

바로 선 자세에서 양발을 골반 너비로 벌립니다. 이때 발은 11자를 만들어줍니다.

❷

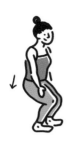

숨을 들이마시고 내쉬면서 엉덩이를 아래로 내리고, 무릎이 발가락 선을 넘지 않도록 합니다. 의자에 깊숙이 앉는다는 생각으로 엉덩이를 내리면서 꼬리뼈를 안으로 말고 허리를 곧게 펴줍니다. 복부에 강한 힘이 들어갑니다.

❸

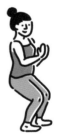

목과 어깨의 긴장을 풀고 합장합니다. 숨을 내쉬며 몸의 중심이 엉덩이 쪽으로 빠지지 않게 무게 중심을 발가락으로 살짝 옮깁니다. 이때 무릎이 벌어지지 않도록 주의합니다.

❹

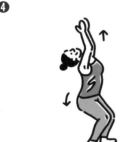

손을 위로 들어 올립니다. 이때 어깨가 함께 끌려 올라가지 않도록 하면서, 팔 사이의 공간을 만들려 노력합니다. 가슴을 들어 올리며 다시 꼬리뼈를 내려 척추를 길게 늘여줍니다. 하늘을 바라보며 목의 긴장을 살짝 풉니다.

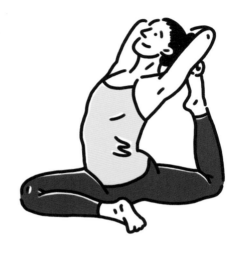

왕 비둘기 자세

Eka Pada Rajakapotasana

상체를 뒤로 젖히며 목과 가슴, 어깨를 크게 이완시키는 동작으로 닫혀 있던 상체를
활짝 열어줍니다. 다리를 앞뒤로 열어 골반 이완에도 효과적인 동작입니다. 전체적
으로 유연성을 키우는 동작으로, 근육의 이완을 통해 몸의 라인을 예쁘게 가꿔줍니
다. 난이도가 높은 동작이니, 몸에 무리가 가지 않는 선에서 진행해주세요!

❶

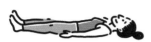

등을 바닥에 대고 눕습니다.

❷

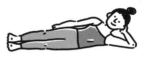

숨을 내쉬며 몸의 왼쪽 면이 바닥에 닿도록 몸을 세웁니다. 두 발과 무릎을 붙여 다리를 곧게 펴고, 왼팔을 구부려 머리를 받칩니다. 이때 왼쪽 겨드랑이를 바닥을 향해 누르면서 가슴을 펴줍니다.

❸

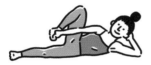

몸이 기울어지지 않도록 엉덩이에 힘을 주고 허벅지를 단단하게 고정시킵니다. 숨을 들이마시고 오른 다리를 굽혀 오른손 검지와 중지로 엄지발가락을 잡습니다.

━━━━━
발가락을 잡기 힘들다면 스트랩으로 감싸 잡아주세요.

❹

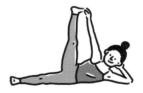

숨을 내쉬며 오른 다리를 곧게 위로 폅니다. 골반이 뒤로 처지지 않게 허벅지와 엉덩이, 왼 다리에 힘을 주어 몸의 균형을 유지합니다. 어깨가 처져 바닥에 주저앉지 않게 주의합니다. 20~30초간 유지한 후, 반대쪽 동작도 진행합니다.

━━━━━
몸을 바르게 정렬하기 위해 벽에 등을 대고 동작을 진행해도 좋습니다.

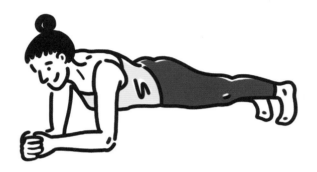

널빤지 자세

Kumbhakasana

'플랭크'라고도 부르는 널빤지 자세는, 몸의 코어근육을 키우는 가장 기본적인 전신 운동입니다. 흐름이 있는 요가를 진행할 때는 견상 자세에 이어 진행하는 경우가 많으며, 다음 동작으로 뱀 자세를 진행합니다. 더 오래 자세를 유지하기 위해 힘을 주다 보면 근육이 부들부들 떨리다가, 힘을 풀면 왜 더 버티지 못했나 싶으면서 온몸에 열이 나더라고요. 버틸수록 코어근육이 커진다고 생각하면서 조금만 더 버텨 보아요!

❶

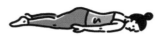

배를 바닥에 대고 눕습니다.

❷

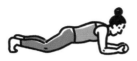

발을 세우고 어깨와 팔꿈치가 바닥과 수직이 되게 하고 몸을 사선으로 올려줍니다. 손은 깍지를 끼워 단단하게 중심을 잡습니다.

❸

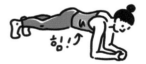

몸의 중심부에 힘을 주고 몸을 일자로 판판하게 만듭니다. 팔과 발의 힘을 어깨와 배로 분산시킵니다.

❹

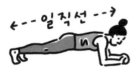

엉덩이가 위로 올라오거나 힘이 빠져 내려가지 않게 하면서 몸의 일직선을 유지합니다. 이때 몸이 앞뒤로 흔들리지 않게 주의합니다. 호흡하며 3~5분간 자세를 유지합니다.

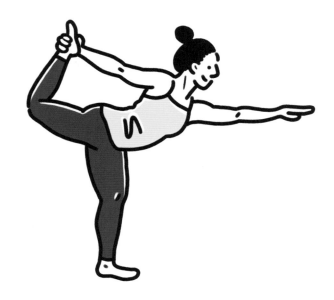

서서 활 자세

Natarajasana

몸이 우아하게 뻗어지는 자세로, 영어로는 '댄서 포즈(Dancer Pose)'라고 합니다. 목에서 골반까지 척추의 흐름이 느껴지도록 상체를 활짝 열고 전신의 근육을 통제해, 몸의 선을 유려하게 만들어줍니다. 한 발로 서서 몸을 지탱하기 때문에 다리근육을 고르게 발달시키며 신체의 균형감각을 길러줍니다.

무조건 살을 뺀다고 좋은 게 아니라는 건 아시죠? 전체적으로 균형 있는 몸을 만들기 위해 활 자세를 진행해봅시다.

❶

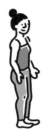

몸을 바르게 세우고 섭니다. 오른발에 체중을 살며시 이동시킵니다.

활 자세가 불편하거나 균형 잡기 어렵다면 수건이나 스트랩을 이용해주세요.

❷

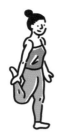

오른 무릎을 뒤로 접어 뒤꿈치를 엉덩이에 붙입니다. 오른손으로 발등이나 발목을 잡고, 두 다리를 붙여 몸의 중심을 잡습니다.

❸

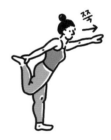

오른손으로 발 안쪽을 가볍게 잡고 다리를 위로 밀어냅니다. 팽팽해지는 왼 허벅지를 느끼며, 왼팔을 지면과 평행하게 앞으로 쭉 뻗습니다. 조용히 호흡을 유지하며 균형 잡습니다.

❹

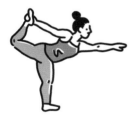

오른 다리는 밀어내고 손은 안쪽으로 끌어당기며 다리를 하늘로 더 뻗습니다. 이때 가슴이 너무 열리지 않게 주의하고, 시선은 손끝을 바라봅니다. 중심을 잡는 데 집중하며 호흡을 유지합니다. 반대쪽 동작도 진행합니다.

5

집중해요가

: 집중력과 균형감각을 키워주는 요가

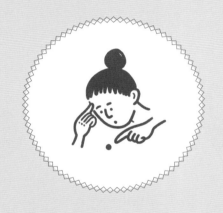

❶

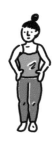

선 자세에서 오른발로 체중을 살짝 이동시킵니다. 발바닥 안쪽을 바닥에 단단히 밀착합니다.

❷

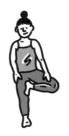

왼 발바닥을 오른 다리 허벅지 안쪽에 댑니다. 골반이 정면을 보도록 바로 섭니다.

❸

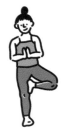

엉덩이에 힘을 주면서 골반을 앞으로 밀고, 오른 다리의 무릎을 뒤로 더 엽니다. 기운을 한곳에 모은다는 생각으로 합장합니다.

───────
중심을 잡기 어렵다면 발을 종아리나 무릎 선상에 놓습니다.

❹

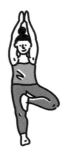

합장한 손을 위로 올리면서, 시선은 한곳을 응시합니다. 시선과 호흡에 집중하여 흔들림이 없는 자세를 유지합니다. 반대쪽 동작도 진행합니다.

───────
고혈압이나 저혈압이 있다면 팔을 머리 위로 들지 않습니다.

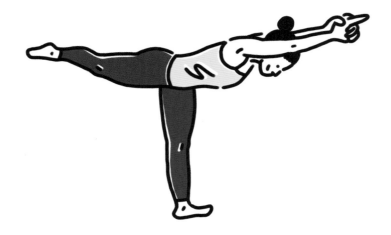

T자자세

Tulandandasana

한 다리로 몸을 지탱하여 온몸의 근육을 사용하는 동작입니다. 전신 근육을 골고루 강화시켜 신체의 불균형을 바로잡아주며, 골반을 바르게 정렬시켜 자세교정에도 도움을 줍니다. 또 자세를 유지하는 동안 복부에 힘을 주어 뱃살을 효과적으로 제거 합니다. 수평으로 뻗는 팔과 지지하는 다리의 힘에 집중해 온전히 혼자 설 수 있는 근육을 만들어보세요!

❶

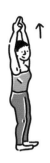

바르게 선 자세에서 양팔을 위로 올리고 깍지를 낀 뒤 검지를 펼쳐 올려줍니다.

❷

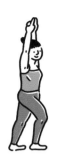

오른발을 한 발자국 앞에 놓고, 오른 무릎을 구부려 체중을 싣습니다.

❸

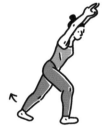

상체를 숙이면서 왼 다리를 천천히 들어 올립니다. 오른 다리로 중심을 잡으면서 천천히 무릎을 폅니다. 이때 왼 엉덩이가 올라가지 않게 하며 골반의 수평을 맞춰주세요.

❹

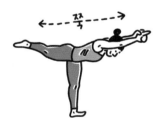

몸의 중심을 잡고 깍지 낀 손을 찌르듯 앞으로 쭉 뻗습니다. 복부와 오른 다리에 힘을 줘 중심을 잡으면서, 들어 올린 다리와 팔이 바닥과 수평을 이루도록 합니다. 20초간 자세를 유지한 후 반대쪽 동작도 진행합니다.

내려올 때는 양손으로 허리를 잡고 무릎을 구부리며 다리를 제자리로 가져옵니다. 선 자세로 돌아와 편안하게 호흡하며 마무리합니다. 마무리까지 우아하게 해보아요!

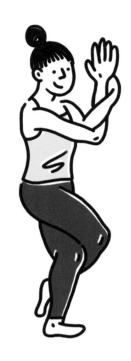

독수리 자세

Garudasana

한쪽 다리로 서서 날개를 접고 있는 독수리를 형상화한 자세입니다. 균형감각을 기르는 데 탁월한 동작으로, 골반과 주요 관절의 좌우를 맞춰주고 유연성을 길러줍니다. 독수리 자세를 취하면서 몸을 최대한 움츠렸다가, 온몸을 팽창시키는 T자 자세를 번갈아 연습하면 몸의 균형을 잡는 데 효과적입니다.

❶

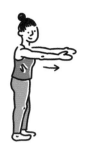

선 자세에서 가슴을 펴고 양팔을 앞으로 뻗습니다.

❷

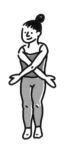

오른팔이 아래로 가게 하고 양팔을 위로 꼬아 감은 후, 두 손바닥을 맞닿게 합니다.

❸

 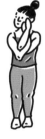

어깨를 내려 손이 얼굴과 멀어지게 합니다. 손을 위로 조금씩 올리면서 어깨의 관절을 느낍니다. 양어깨의 수평을 유지합니다.

———
팔을 꼬기 어렵다면 양손을 어깨에 올립니다.

❹

 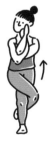

무릎을 약간 굽히고 오른 다리를 들어 왼 다리 위에 올려 꼬아줍니다. 발을 종아리 뒤로 감아 걸어 줍니다. 오른쪽 골반이 다리를 따라가지 않도록 주의합니다.

———
동작을 풀 때는 양손을 허리 위에 올리고 무릎을 구부리며 다리를 내립니다. 선 자세로 돌아와 편안하게 호흡하며 마무리합니다.

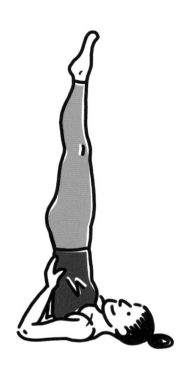

어깨 서기 자세

Salamba Sarvangasana

이 동작은 모든 요가 동작의 어머니이자, 만병통치약이라 불리는 자세입니다. 허벅지, 엉덩이, 복부의 힘을 사용해 몸 전체를 들어 올림으로써 근력과 균형감각을 길러줍니다. 또 신체의 모든 부분을 중력과 반대 방향으로 놓아 혈액순환을 원활하게 합니다. 등과 목이 시원하게 풀리는 것을 느낄 수 있습니다. 머릿속 생각을 비우고 균형을 잡는 데 집중해봅시다!

❶

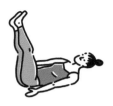

등을 평평하게 하여 바닥에 눕고, 양다리를 모읍니다. 손바닥을 바닥 방향으로 하여 골반 옆에 둡니다. 발끝을 당기고 다리를 들어 올립니다.

❷

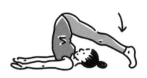

숨을 마시면서 다리를 하늘 방향으로 뻗어 올리고 두 다리를 머리 뒤로 넘겨 발끝을 바닥에 댑니다.

_____

발끝이 바닥에 닿지 않는다면 손으로 허리를 받치고 조금씩 닿도록 연습해주세요.

❸

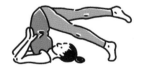

양손으로 허리를 받칩니다. 복부의 힘을 이용해 한 다리씩 천장을 향해 올려줍니다. 엉덩이가 뒤로 빠지지 않게 괄약근에 힘을 꽉 줍니다.

❹

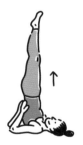

엉덩이와 허벅지에 힘을 주면서 중심을 잡습니다. 턱을 쇄골에 붙이고 몸과 어깨를 바닥에 고정합니다. 발과 몸이 일직선이 되도록 노력합니다.

_____

목과 척추가 불편하다고 느껴진다면 ②번 자세를 유지합니다.

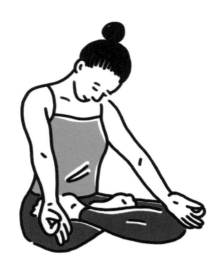

목 잠금 자세
Jalandhara Bandha

몸과 마음의 안정을 찾는 결가부좌 자세의 변형으로, 목을 잠그고 호흡을 유지하는 동작입니다. 호흡할 때 들이마시고 내쉬는 숨을 좀 더 온전히 느낄 수 있고, 기억력과 집중력을 키우는 데도 효과가 있습니다. 안정적인 삼각형 구조를 잡고 온전히 호흡에 집중하면서 평온한 마음을 느껴보아요!

❶

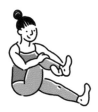

다리를 펴고 앉습니다. 한쪽 다리를 끌어당겨 허벅지 위로 깊숙이 발을 올립니다. 이때 발바닥은 하늘 쪽을 바라보게 합니다.

❷

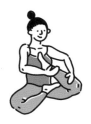

반대쪽 다리도 같은 방법으로 허벅지 위에 올려주세요. 자세를 유지하고 허리를 곧게 폅니다.

❸

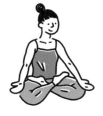

두 손을 무릎 위에 올리고, 어깨를 펴고 팔을 뻗습니다. 어깨가 귀와 멀어지게 하면서, 눈을 감고 혀 끝을 입천장에 살며시 갖다 댑니다.

❹

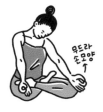

무드라 손모양 ↑

엄지와 검지를 동그랗게 말아 무드라 모양으로 만듭니다. 눈을 감고 턱을 쇄골에 가깝게 붙여 목을 잠가줍니다. 편안하고 조용하게 호흡과 명상을 진행합니다.

―――――

목을 잠근다는 것은, 턱을 쇄골에 가깝게 붙이고 숨을 쉬면 턱이 호흡기를 살짝 압박할 때의 느낌이에요. 이때 호흡의 드나듦이 더 명확히 느껴진답니다.

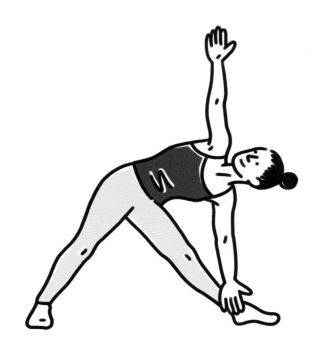

삼각형 자세

Trikonasana

몸의 옆 선을 늘여 척추를 활짝 펴 휘지 않도록 해주는 동작입니다. 또 상체를 비틀어 불필요한 노폐물을 제거해주고, 유연성을 길러줍니다. 소화기관을 자극하여 소화도 잘되게 도와줍니다. 몸을 역동적으로 확장하면 몸이 가벼워지고, 다른 동작들을 진행하는 데도 도움이 됩니다.

❶

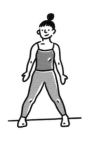

다리를 어깨너비 두 배 이상으로 벌려 섭니다. 발은 11자로 만들고 중심을 잃지 않도록 발바닥에 힘을 주어 지지기반을 다집니다.

❷

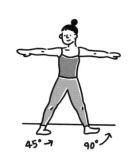

양팔을 옆으로 평행하게 뻗습니다. 오른발을 90도 바깥으로, 왼발은 45도 안으로 돌려줍니다.

❸

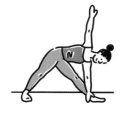

오른팔은 보이지 않는 벽을 향해 찌르듯 밀면서 상체를 오른쪽으로 내립니다. 이때 골반은 정면을 향하고, 엉덩이는 뒤로 빠지지 않으며, 가슴이 안으로 돌아가지 않도록 합니다. 구부린 후 오른손으로 종아리나 발목을 잡습니다.

❹

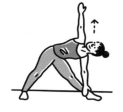

복부의 힘을 유지하면서 왼쪽 옆구리를 늘이며 내려간 뒤, 가슴이 정면을 바라본다는 느낌으로 자세를 유지합니다. 왼손을 하늘 위로 올리고 시선은 손끝을 바라봅니다. 호흡하며 자세를 유지합니다. 반대쪽 동작도 진행합니다.

6

아프지마요가

: 통증을 완화해주는 요가

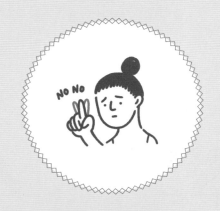

• 소머리 자세 •

• 나비 자세 •

• 현 자세 •

• 누운 금강 자세 •

• 뱀 자세 •

• 앉은 전굴 자세 •

요가로 몸을 조금이라도 위로할 수 있다면

월경전증후군(PMS)이 점점 심해지고 있습니다.

20대 중반까지는 생리 전에 약간 신경 쓰일 정도의 증상이었는데, 서른이 넘은 요즘에는 증상이 점점 더 심해지고 있어요.

생리 일주일 전부터 몸이 뻐근해지고, 심리적으로는 매우 불안정해져요.

기운이 쭉 빠지고 생각이 많아져서 한 번은 지하철에서 사연 있는 여자처럼 펑펑 운 적도 있었습니다.

그럴 때의 나 자신을 대하는 것은 너무 어색하고 난감한 일이에요.

이럴 때일수록 자연스럽게 요가를 찾습니다.

가벼워지고 싶어서요.

생리 중에는 몸이 평소보다 더 뻐근하게 느껴지기 때문에 몸 상태를 섬세하게 살피며 동작을 진행합니다.

무리하지 말고 할 수 있는 만큼의 요가를 하고 나면 한결 근육이 부드러워지고 자유로워졌다는 것을 느낍니다.

몸이 부드러워지면 마음도 말랑말랑해져요. 그러면 한껏 날이 서 있던 감정도 조금은 누그러져서 '그래, 그럴 수 있지' 하는 마음도 생기게 됩니다.

여자는 매달 생리를 합니다.

호르몬이 날뛰고, 피를 흘리고, 물에 젖은 솜처럼 무거워진 몸을 이끌고 다니며 한 달의 일주일 이상 요동치는 시간을 겪게 돼요.

하지만 앞으로 20년은 겪어야 하는 이 일에 너무 큰 영향을 받고 싶지 않아요.

생리뿐 아니라 우리는 몸의 영향을 많이 받습니다. 아프고, 안 좋고, 신경이 쓰이면 기분 좋게 할 수 있는 일에도 예민하게 반응하게 돼요. 이럴 때 요가로 몸을 조금이라도 위로할 수 있다면 어떤 일에든 '이럴 수도 있고, 저럴 수도 있구나' 하며 조금은 여유로운 태도를 가질 수 있지 않을까요?

그럴 수 있는 제가 되기 위해 오늘도 좀 더 힘을 빼고 가벼워지는 연습을 하는 중입니다.

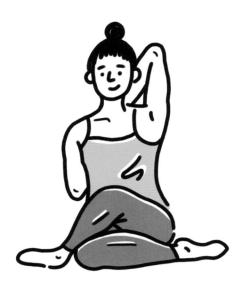

소머리 자세

Gomukhasana

소의 얼굴을 닮은 동작으로, 틀어진 척추와 골반이 제자리를 찾게 해주는 자세입니다. 골반 틀어짐은 생리통의 주된 원인이라고도 하죠? 골반의 위치가 바로잡히면 장기들이 제자리를 찾고 생리 중에는 생리혈이 원활하게 배출된다고 합니다. 지속적인 스트레칭과 바른 자세 습관으로 골반 교정이 가능하다고 하니 꾸준히 동작을 연습하면서 골반을 제 위치로 돌려놓자고요!

❶

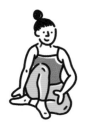

앉은 자세에서 오른 다리를 세웁니다. 왼발을 오른 다리 사이로 넣습니다.

❷

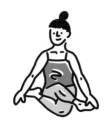

오른발을 왼쪽 엉덩이 옆으로 가져옵니다. 양 무릎이 같은 선상에서 포개어지도록 하고, 양발도 같은 선상에 놓습니다. 엉덩이가 한쪽이 뜨지 않도록 중심을 맞춥니다.

❸

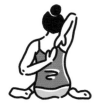

오른팔을 머리 뒤로 넘기고 왼팔을 등 뒤로 보내 양손을 잡습니다. 잡히지 않는다면 수건을 이용해서 수건 끝을 잡아봅니다.

어깨가 아파 팔이 뒤로 넘어가지 않는다면 양손으로 엉덩이 옆을 살포시 짚어주세요.

❹

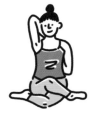

양손을 잡았다면 척추를 바로 세우고 머리를 고정합니다. 어깨를 낮추고 팔꿈치가 너무 벌어지지 않도록 주의해주세요. 안정적인 호흡을 진행합니다. 이어서 반대쪽 동작도 진행합니다.

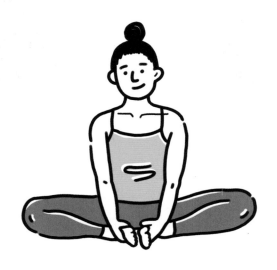

나비 자세

Baddha Konasana

골반을 열어 다리를 나비 날개처럼 쭉 펴주는 동작입니다. 고관절을 풀어주어 좌골신경통, 요통, 무릎관절통에 효과적입니다. 나비 자세는 생리통이나 생리불순을 조절하는 자세이기도 합니다. 생리 중에는 고강도 운동을 피하고 근육 이완 위주의 동작을 진행하는 것이 좋습니다. 무리해서 다리를 펴거나 상체를 숙이지 말고, 자신의 몸에 맞는 단계에서 천천히 동작을 진행해주세요.

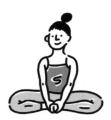

❶

가슴과 허리를 곧게 펴고 앉습니다. 한 발씩 회음부 쪽으로 가져와 두 발바닥을 붙입니다. 양손으로 발을 잡아 회음부 가까이 끌어당깁니다. 엉덩이를 살짝 들썩거리면서 골반을 편하게 내려놓습니다.

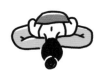

❷

척추를 세우고 가슴을 펴고 어깨를 당겨 내려줍니다. 들이마셨다 내쉬는 숨에 천천히 상체를 숙여 내려갑니다. 아랫배가 발뒤꿈치에 다가간다는 느낌으로 내려갑니다. 이마를 바닥에 내려놓고 호흡을 유지합니다.

❸

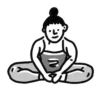

숨을 들이마시며 허리, 등, 머리의 순서로 천천히 상체를 일으킵니다. 몸의 균형이 흔들리지 않도록 유의하며 고개를 듭니다.

❹

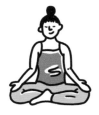

다리를 편하게 풀고 손을 무릎 위에 올립니다. 눈을 감고 호흡을 정리합니다.

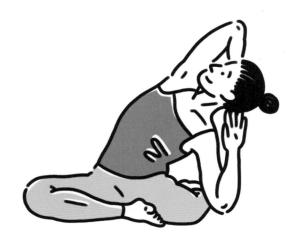

현 자세

Parsva Sukhasana

골반을 바닥과 수평을 이뤄 바로잡은 상태에서 옆구리를 이완했다가 수축시키기를
반복하는 동작으로, 골반의 피로와 긴장을 풀어주고, 허리를 유연하게 해줍니다.
또 팔과 어깨의 혈액순환을 원활하게 합니다. 찌뿌둥한 허리를 이완시켜 아픈 허리
를 달래보아요.

❶

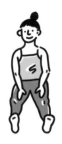

바른 자세로 앉고, 다리를 골반 간격으로 벌려줍니다.

❷

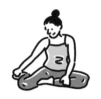

왼 다리를 접어 발을 오른쪽 허벅지 안쪽으로 가져오고, 오른 다리를 뒤로 접어줍니다. 양 무릎의 선이 평행하게 합니다. 손으로 골반을 느끼고 엉덩이를 들썩거리면서 골반의 위치를 바르게 정렬합니다.

❸

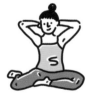

양손을 머리 뒤로 넘겨 깍지를 낍니다. 숨을 들이마시면서 가슴과 어깨를 열고 척추를 바로 세웁니다. 깍지 낀 손으로 머리를 살짝 앞으로 당겨 목 뒤를 늘여줍니다. 마지막으로 어깨를 살며시 내립니다.

❹

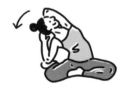

내쉬는 호흡에 오른쪽으로 상체를 기울여 내려갑니다. 가슴은 앞으로 처지지 않고 정면을 향하게 합니다. 왼 허리의 자극을 느끼면서, 시선은 왼쪽 팔꿈치를 바라봅니다. 20초간 자세를 유지한 뒤 반대쪽 동작도 진행합니다.

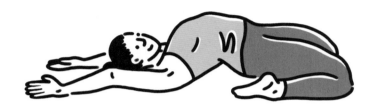

누운 금강 자세
Supta Virasana

누운 금강 자세는 '누운 영웅 자세'로도 불리는데, 인도 신의 영웅들이 휴식을 취할 때 행한 자세라고 합니다. 안으로 말려 있던 골반을 열고, 허리를 뒤로 스트레칭 하여 골반을 교정하고 생리통을 완화해주는 동작입니다. 또 무릎과 발목의 유연성을 길러주고, 종아리의 뭉친 근육도 풀어줍니다. 몸을 뒤로 활짝 젖히기 어렵다면 허리 아래에 쿠션을 받치고 자세를 진행해도 좋습니다.

❶

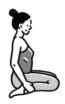

발등이 바닥에 가도록 두 무릎을 접어 앉습니다. 두 무릎을 모아 두 손으로 양 발목을 잡습니다. 다리를 뒤로 구부리기 어렵다면 좀 더 넓게 벌려 앉습니다.

❷

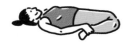

발을 잡은 상태로 팔꿈치를 구부려 뒤쪽 바닥에 내려놓으면서 천천히 등을 댑니다. 완전히 눕습니다.

생리 중이라면 등 뒤에 쿠션을 대고 진행하는 것이 좋습니다.

❸

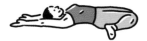

두 팔을 머리 위로 쭉 폅니다. 숨을 내쉬면서 무릎부터 손끝까지 늘여줍니다. 긴장을 풀고 30초간 자세를 유지합니다. 골반과 가슴이 시원하게 열리는 것을 느끼며 30초간 자세를 유지합니다.

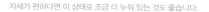
자세가 편하다면 이 상태로 조금 더 누워 있는 것도 좋습니다.

❹

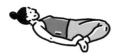

두 손으로 발을 잡고 천천히 상체를 일으킵니다. 무리해서 목부터 올라오지 않도록 주의합니다. 다리를 앞으로 뻗어 이완시켜 다리의 긴장을 풀고 호흡을 정리합니다.

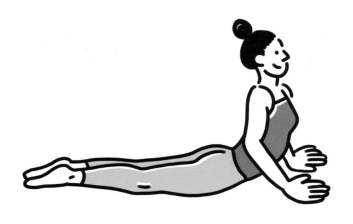

뱀 자세

Bhujangasana

'코브라 자세'라고도 불리는 이 동작은, 척추를 뒤로 젖혀 가슴을 활짝 열어 폐와 기관지의 노폐물을 제거해주고 호흡 기능을 향상시켜줍니다. 골반을 열어 생리통을 완화하는 효과도 있습니다. 허리를 갑자기 뒤로 젖히면 몸이 놀랄 수도 있으니 천천히 진행하고, 동시에 호흡하는 것도 잊지 말아주세요. 흐름이 있는 요가인 빈야사를 진행한다면 뱀 자세 후 견상 자세를 취해 늘어난 허리를 쉬게 해주는 게 좋습니다.

❶

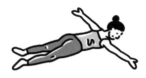

바닥에 배를 대고 납작 엎드립니다. 평소 허리가
불편했다면 다리를 골반 너비만큼 벌린 후 다음
단계로 넘어갑니다.

❷

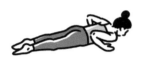

턱을 당겨 이마를 바닥에 댑니다. 양손으로 가슴
옆 바닥을 짚습니다.

팔꿈치가 몸통에서 떨어지지 않게 붙여주세요.

❸

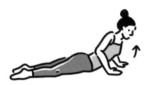

내쉬는 호흡에 손바닥으로 바닥을 눌러 팔을 펴
상체를 일으켜줍니다. 팔의 힘과 복부의 힘을 함
께 사용합니다. 가슴을 활짝 열고 몸 앞부분을 늘
여줍니다.

괄약근을 강하게 조여 허리를 보호해주세요.

❹

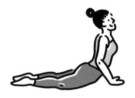

시선은 하늘 방향을 바라보며 고개를 자연스럽게
뒤로 넘깁니다. 이마부터 발가락 끝까지 몸이 늘
어난다고 생각하면서 호흡에 집중합니다.

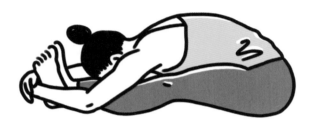

앉은 전굴 자세

Paschimottanasana

앉아 있는 시간이 길수록 수축된 근육의 힘이 풀어지면서 자세가 흐트러집니다. 특히 몸의 뒷면 근육에 힘이 없으면 앞으로 구부정하게 허리가 굽고 거북목이 되는 것을 알 수 있어요. 그러면 목도, 허리도 아프잖아요! 이 자세는 몸의 뒤 근육을 쭉 늘여주는 스트레칭 동작입니다. 허리 통증에 효과적이며, 복부를 자극해 내장기관을 활성화시켜줍니다. 유연하지 않다고 포기하면 안 돼요. 꾸준히 연습하다 보면 지친 내 근육들에 해방감을 줄 수 있을 거예요!

❶

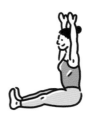

허리를 바로 세우고 다리를 앞으로 뻗어 앉습니다. 바른 자세에서 호흡을 진행하며 허리의 긴장감을 느껴봅니다. 숨을 들이마시며 팔을 위로 듭니다.

❷

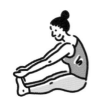

숨을 내쉬며 몸을 앞으로 숙여 내려갑니다. 상체가 조금 내려간 상태에서 손가락으로 양 엄지발가락을 잡습니다. 손이 발에 닿지 않는다면 종아리를 잡아도 좋습니다.

❸

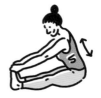

상체가 더 깊이 내려가기 전에 허리 아랫부분을 위로 펴줍니다. 그리고 아랫배가 허벅지에 닿는다는 느낌으로 좀 더 내려갑니다. 이때 무릎을 구부리지 않도록 주의합니다.

―――
상체가 내려가지 않아도 속상해하지 말아요! 꾸준한 연습이 뭉친 근육을 점점 더 유연하게 해줄 거예요!

❹

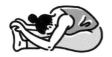

아랫배, 가슴, 머리 순서로 내려갑니다. 상체와 하체가 맞닿았다면 이마와 무릎이 닿을 수 있도록 합니다. 호흡하며 자세를 유지합니다.

―――
유연한 분이라면 왼쪽의 자세처럼 발 앞으로 양손을 맞잡고 자세를 유지합니다.

7

위로해요가

: 울고 싶은 순간을 넘길 수 있게 해주는 요가

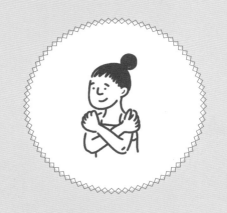

- 감춘 연꽃 자세 -

- 전사 자세 -

- 낙타 자세 -

- 양다리 벌려 선 전굴 자세 -

- 반박쥐 자세 -

- 행복한 아기 자세 -

세상에서 내가 제일 힘든 것처럼 느껴지는 날에는

이유를 막론하고 무지하게 슬퍼지는 날이 있습니다.

혼자서 울자니 무슨 소용인가 싶고, 가만히 있자니 갑갑하고, 슬픈 이유가 무엇인지 생각했다가도 꼭 이유를 알아야 하는 건가 생각하고, 괜히 문제없는 관계를 문제 삼고 싶고… 굳이 하지 않아도 되는 생각들이 꼬리에 꼬리를 물죠.

이럴 때 나오는 것은 한숨입니다.

같은 집에 사는 보람 언니와 저는 '한숨 배틀'을 하는 것처럼 방문을 통해 서로의 한숨 소리를 듣습니다.

한숨 쉬다 눈이 마주치면 민망한 언니는 '나 한숨 쉬는 거 아니야. 폐 운동하는 거야'라고 말하며 배시시 웃곤 하죠.

위로가 필요한 날, 아무도 위로해주지 않는다면 나를 힘들게 하는 생각을 멈추고 호흡에 집중해봅니다.

숨을 깊게 내쉬고 다시 들이키면서 균일한 호흡을 만들다 보면 이게 한숨인지 호흡인지 모를 낙관적인 착각이 들면서 머리를 복잡하게 했던 생각도 사라지기 마련입니다.

생각을 전환하는 것만으로 180도까지는 아니어도 15도 정도 다른 각도로 문제를 바라볼 수 있어요.

우리 집은 5층입니다.

한 번은 부엌에서 보람 언니가 한숨 쉬는 것을 듣고 '왜 그래! 고도가 높아서 숨쉬기 힘든 거야? 1층 잠깐 내려갔다 올까?'라고 말하며 달려갔습니다.

우리는 이제 서로의 한숨 소리를 들으면 웃음이 나와요.

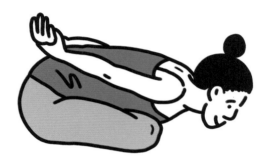

감춘 연꽃 자세
Baddha Padmasana

쌓이는 스트레스, 어떻게 해소하며 지내시나요? 감춘 연꽃 자세는 완전한 결가부좌 자세에서 행해지는 동작으로 우울증, 분노, 증오심 등의 부정적인 감정을 조절하여 마음의 평화를 찾게 해주는 동작입니다. 좋지 않은 감정을 하나하나 내려놓는다는 마음으로 동작을 진행해보세요!

❶

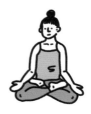

앉아서 양쪽 발을 허벅지 위로 올립니다.

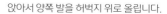

이 동작이 결가부좌 자세입니다.

❷

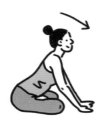

호흡을 들이마시면서 양손으로 앞 바닥을 짚고 상체를 숙여 내려갑니다. 복부부터 시작해 가슴까지 완전하게 접어 내려가게 숙이고 이마나 턱을 바닥에 댑니다.

❸

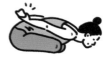

등 뒤에서 한 손으로 다른 손의 손목을 잡습니다. 30~60초가량 자세를 유지합니다.

❹

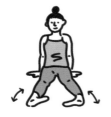

양손을 풀어 바닥을 짚고 천천히 상체를 일으켜 앉은 자세로 돌아옵니다. 다리를 뻗고 양발을 가볍게 풀어줍니다. 결가부좌 자세의 다리 방향을 바꾸어 반대쪽 동작도 진행합니다.

결가부좌 자세가 익숙하지 않다면 다리에 쥐가 나거나 걸리는 느낌을 받을 수 있으니 무리하지 마세요!

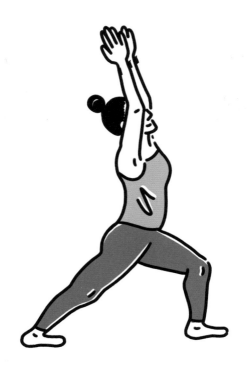

전사 자세

Virabhadrasana I

지친 몸에 활력을 불어넣는 자세로, 근육과 관절을 크게 움직여 답답한 가슴을 시원하게 열어줍니다. 특히 하체에 힘을 단단하게 주어 발목, 종아리, 무릎을 강화해줍니다. 완성 자세는 간단해 보이지만 몸의 부위마다 자극을 느끼기까지는 시간이 걸릴 수 있어요. 전사 자세가 자연스럽고 시원하게 이루어질 수 있도록 동작을 연습해 보아요!

❶

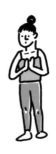

정면을 바라보고 가슴 앞에 합장합니다.

❷

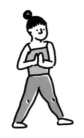

오른발을 앞으로 크게 보내 두 다리를 벌립니다. 뒤에 있는 왼발은 45도 각도로 돌립니다. 상체가 앞으로 쏠리지 않게 하고, 골반은 정면을 향하게 합니다.

❸

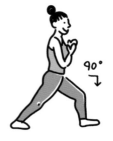

오른 무릎을 90도로 굽혀 몸을 낮춥니다. 시선은 한곳을 바라보면서 몸이 흔들리지 않게 합니다. 엉덩이에 힘을 주어 골반의 정렬을 맞춥니다.

❹

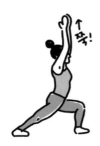

숨을 내쉬면서 허리를 들어 곧게 펴고 양손을 위로 올립니다. 양팔이 귀 옆을 지나가게 합니다. 어깨가 긴장되어 올라가지 않도록 하며, 힘을 풀어 귀와 어깨가 멀어지게 합니다.

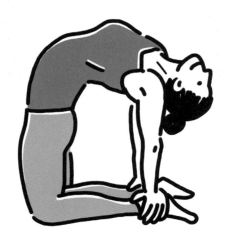

낙타 자세

Ustrasana

허리가 강한 낙타의 자세를 형상화한 동작으로, 허리와 복부의 힘을 길러 건강한 코어를 만들어주는 자세입니다. 기분이 안 좋고 힘이 없으면 나도 모르게 등도 굽고 어깨도 움츠러들잖아요. 몸을 강하게 뒤쪽으로 펼쳐 화끈하게 어깨를 펴고 안 좋은 기분을 날려버려요. 이 동작은 거북목과 굽은 등 교정에 탁월한 효과가 있으며, 배 앞쪽을 늘여 내장기관을 자극하고 소화불량에도 도움을 줍니다.

❶

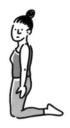

무릎을 골반 너비만큼 벌리고 서서 발등을 바닥에 붙입니다.

❷

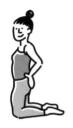

양손을 허리 뒤쪽에 얹습니다. 한 손씩 다리를 타고 내려옵니다. 숨을 마시고 내쉬면서 상체를 천천히 뒤로 젖힙니다.

❸

 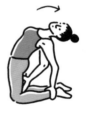

시선은 자연스럽게 하늘이나 뒷벽을 바라보며 상체를 조금씩 더 젖혀줍니다. 좌우 발뒤꿈치 중 잡기 쉬운 쪽부터 잡습니다. 엉덩이를 조여 허리에 무리가 가지 않도록 합니다.

❹

 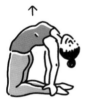

내쉬는 숨에 골반을 앞으로 내밀며 가슴을 최대한 하늘 방향으로 폅니다. 호흡하면서 자세를 유지합니다.

동작을 다 한 후에는 한 손씩 허리를 받치면서 천천히 제자리로 돌아옵니다.

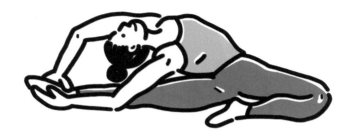

반박쥐 자세

Parivrtta Janu Sirsasana

반박쥐 자세는 골반과 고관절을 깊게 자극하여 몸속의 노폐물을 제거해주고, 스트레칭을 통해 척추와 어깨를 깊게 풀어주는 동작이랍니다. 천천히 몸을 크게 틀면서 노폐물을 제거하듯, 마음의 슬픔도 제거해보아요.

❶

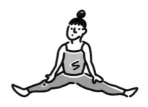

바닥에 앉아 다리를 양쪽으로 넓게 벌립니다. 골반 관절을 많이 움직이는 동작이므로, 다리를 바닥에서 툴툴 털고 반복적으로 발을 밀고 당기면서 동작을 준비합니다.

❷

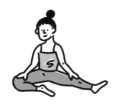

오른 무릎을 구부려 발뒤꿈치를 사타구니 가까이 붙이고, 숨을 내쉬며 몸을 왼쪽으로 기댑니다. 허리의 아랫부분부터 천천히 숙입니다.

❸

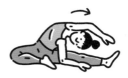

숨을 들이쉬며 천장을 향해 왼손을 쭉 뻗고, 검지와 중지로 엄지발가락을 잡습니다. 손이 닿지 않으면 종아리를 잡습니다. 숨을 내쉬며 오른팔을 왼쪽으로 넘기고, 가능하면 왼발을 터치합니다.

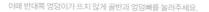

이때 반대쪽 엉덩이가 뜨지 않게 골반과 엉덩뼈를 눌러주세요.

❹

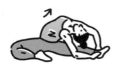

오른쪽 옆구리와 갈비뼈를 길게 늘입니다. 상체를 뒤로 살짝 기대며 가슴이 하늘 방향을 향하도록 합니다. 시선은 하늘을 바라보며 30초가량 자세를 유지합니다. 다리 방향을 바꿔 반대쪽 동작도 진행합니다.

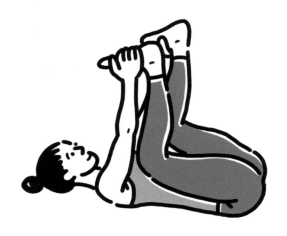

행복한 아기 자세

Ananda Balasana

등을 바닥에 넓게 대서 척추를 이완시키고, 다리를 들어 올려 혈액순환을 돕는 자세입니다. 손으로 발을 잡고 다리를 내릴 때 평소 쓰지 않던 골반의 위치까지 확장되는 것을 느낄 수 있어요. 저는 이 자세를 하면서 멍하니 하늘을 바라보고 있노라면 생각이 비워지더라고요. 머릿속을 복잡하게 하던 생각을 비우고 조금 더 가벼운 마음을 가져보자고요!

❶

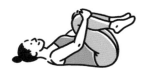

바닥에 편하게 누워서, 양 무릎을 가슴 쪽으로 당깁니다.

❷

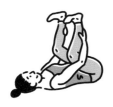

어깨너비로 무릎을 벌리고, 손으로 발목을 잡아 무릎을 좀 더 벌려줍니다.

❸

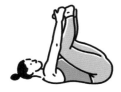

발바닥이 천장을 향하게 하고 발을 위로 올리며 무릎과 발이 수직이 되게 합니다. 가능하면 손으로 발날을 잡습니다.

❹

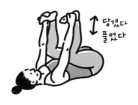

발 날을 몸쪽으로 당겨 골반이 확장되는 것을 느낍니다. 편하게 풀었다 당겼다를 반복하세요.

―――――――
일어날 때는 다리를 십자로 교차했다가 반동으로 올라옵니다. 다리를 교차해 앉은 상태로 팔을 앞으로 뻗고 휴식을 취합니다.

8

편안해요가

: 마음을 차분하고 여유롭게 해주는 요가

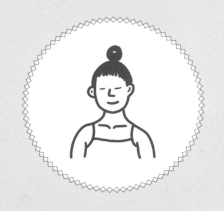

- 결가부좌 자세 •

• 발 손 자세 •

• 한 다리 견상 자세 •

• 물구나무 자세 •

• 아기 자세 •

• 아치 자세 •

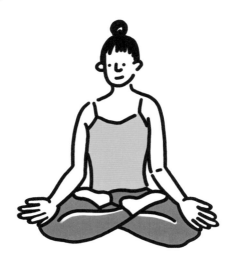

결가부좌 자세
Padama asana

부처님이 깨달음을 얻을 때 취했던 안정적인 삼각형 구조의, 몸과 마음의 평정을 찾아주는 자세입니다. 명상하기에 적합한 자세로, 몸은 따뜻하게 해주면서 머리는 차갑게 해주어 좋은 컨디션을 만들어줍니다. 이 동작과 함께 명상을 하다 보면 호흡이 차분해지고 마음도 고요해집니다. 요란하고 시끄러웠던 마음을 가라앉혀 우울함과 불안함을 조금이나마 줄여보세요.

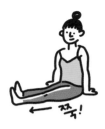

❶

다리를 쭉 펴고 앉습니다.

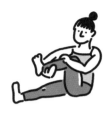

❷

한쪽 다리를 끌어당겨 허벅지 깊숙이 발을 올립니다. 이때 발바닥은 하늘을 바라보게 합니다.

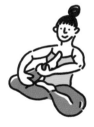

❸

반대쪽 다리도 당겨 발을 허벅지 위에 올려주세요. 자세를 유지하고 척추와 목을 곧게 폅니다.

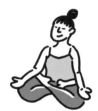

❹

두 손을 무릎 위에 올립니다. 조용히 눈을 감고 모든 의식을 양미간에 집중하며 호흡합니다.

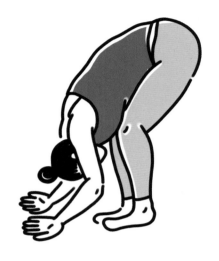

발 손 자세
Pada Hastasana

몸을 깊게 숙여 내려가면 상체의 긴장이 풀리고 중력을 고스란히 느낄 수 있습니다.
하루 종일 긴장 상태로 꼿꼿이 세워져 있던 상체의 힘을 풀면 에너지가 누그러지는
느낌이 듭니다. 마음속에 쌓인 화를 누그러뜨린다는 마음으로 이 동작을 시도해보
세요. 원래는 발바닥 밑에 손을 넣어 진행하던 동작이지만, 여기서는 에너지를 내는
데 더 도움이 되는 변형 동작부터 해보아요.

❶

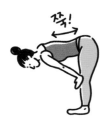

두 발을 골반 너비로 벌려 섭니다. 무릎을 살짝 구부리고 허벅지와 무릎이 안쪽으로 말리지 않게 근육에 힘을 줍니다.

❷

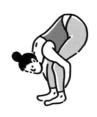

숨을 내쉬며 상체를 숙입니다. 내려갈 때 허벅지와 배를 붙이고 허리가 굽지 않도록 합니다.

❸

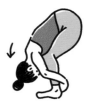

엉덩이를 위로 올리면서 다리를 폅니다. 정수리가 바닥을 향하도록 하고 상체를 점점 숙입니다. 목과 어깨에 힘이 들어가지 않게 주의합니다.

❹

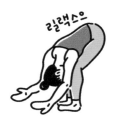

손바닥이 하늘을 바라보게 하면서 양팔을 양발 앞에 내려놓습니다. 숨을 '후' 하고 내쉬며 머리와 목에 힘을 빼고 최대한 가볍게 내려옵니다. 천천히 들숨과 날숨을 반복하여 호흡합니다.

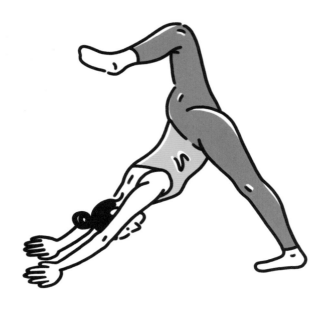

한 다리 견상 자세

Eka Pada Adho Mukha Svanasana

한 다리 견상 자세는 중력의 영향을 받아 축 처진 엉덩이의 근육을 봉긋하게 만들어 주는 자세입니다. 동시에 골반을 크게 열어주어 혈액순환을 원활하게 하고, 어깨 근육을 확장해 온몸을 시원하게 만들어줍니다. 화난 대상을 가리키듯 발을 번쩍 올려 보아요!

❶

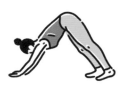

기어가는 자세를 취한 후, 무릎과 엉덩이를 들고 손으로 바닥을 밀어냅니다. 어깨, 등, 허리를 곧게 펴주세요.

❷

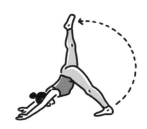

숨을 들이마시며 오른 다리를 듭니다. 손바닥과 발바닥으로 바닥을 밀면서 몸을 곧게 펴고 다리를 높게 올립니다.

❸

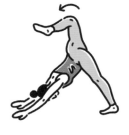

오른 무릎을 왼 방향으로 구부려 등 뒤로 넘깁니다. 등이 굽지 않도록 손으로 바닥을 밀어줍니다. 팔과 어깨의 힘이 한 방향으로 쏠리지 않도록 오른팔의 힘을 조절합니다. 시선은 왼발을 바라봅니다.

❹

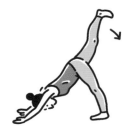

숨을 마시면서 다리를 내립니다. 천천히 ①번 자세로 돌아와 숨을 내쉬며 호흡을 정리합니다. 반대쪽 동작도 이어서 진행합니다.

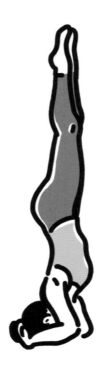

물구나무 자세
Salamba Sirsasana

물구나무 자세를 하면 평소에 중력의 영향으로 하체로 향하던 혈류들이 반대 방향
으로 돌아 혈액순환이 원활해집니다. 또 처진 장기들이 제자리로 돌아오는 효과도
있습니다. 이 동작은 머리끝까지 치솟던 열기를 가라앉히기에 좋은 자세로, 저는 에
너지가 불균형하거나 독소가 많이 쌓였다고 느껴질 때 자주 해요. 물구나무 자세를
하고 나면 몸도 마음도 풀린 것을 느낄 수 있답니다.

❶

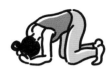

무릎을 꿇고 앉아 양손을 깍지 끼고 바닥에 내려
놓습니다. 깍지 낀 손과 양 팔꿈치를 정삼각형 모
양으로 만듭니다. 손 가운데에 뒷머리를 갖다 댑
니다.

근육의 쓰임이 많은 동작으로 몸을 충분히 풀고 진행합니다.

❷

완다 갔다
←→

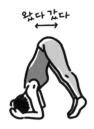

엉덩이를 들어 올리고 발꿈치를 올려 팔과 어깨의
힘으로 균형 잡는 동작을 반복합니다. 자세가 익
숙해지면 총총걸음으로 발을 머리 쪽으로 가져옵
니다.

❸

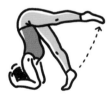

팔과 어깨로 몸의 무게를 지탱하면서 다리를 하나
씩 올립니다. 다리를 올릴 때는 목에 힘을 많이 주
지 않도록 주의합니다.

❹

힘!

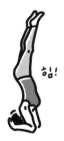

어깨와 복부의 힘을 이용해 중심을 잡습니다. 엉
덩이와 허벅지에 힘을 주고 다리를 폅니다. 세워
진 몸이 일자가 되도록 합니다.

난이도가 높은 자세로 부상을 당할 수도 있으니, 처음에는
몸을 벽에 기대어 동작을 시작해보세요.

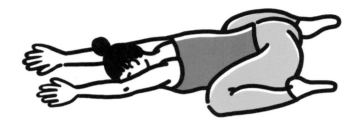

아기 자세

Balasana

아기가 웅크리고 있는 듯한 모습을 형상화한 자세입니다. 힘을 쭉 빼고 허리와 등 주변 근육을 모두 이완시킨 후 척추를 부드럽게 풀어줍니다. 머리를 아래로 숙여 호흡하기 때문에 혈액순환이 원활해지고, 몸과 마음의 긴장이 풀립니다. 기진맥진하여 힘이 하나도 없는 저녁 시간, 아기 자세로 온전한 쉼을 느껴보세요.

❶

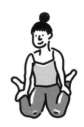

양 무릎을 모으거나 다리를 골반 넓이로 벌려 앉습니다. 양발 사이에 앉는다는 느낌으로 엉덩이를 양발 사이에 오게 합니다. 이때 발바닥은 하늘을 바라봅니다.

❷

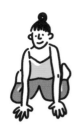

손은 어깨너비보다 조금 넓게 벌려 무릎 앞에 내려놓습니다. 숨을 내쉬며 팔을 정면으로 뻗고, 상체를 숙여 천천히 내려갑니다.

❸

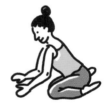

배는 허벅지에, 가슴은 바닥에 닿을 때까지 내려갑니다. 가능하면 턱이나 이마가 바닥에 닿을 때까지 내려갑니다.

❹

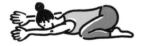

양팔을 멀리 뻗으며 숨을 '후' 하고 내쉬어주세요. 상체에 힘을 쭉 빼고 화가 다 빠져나가도록 10~15초 정도 천천히 호흡합니다.

엉덩이는 들리지 않게 발뒤꿈치에 꼭 붙입니다.

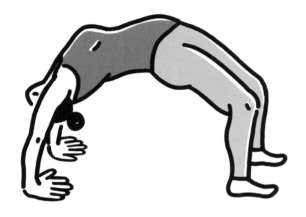

아치 자세

Urdhva Dhanurasana

몸을 아치처럼 둥글게 말아 올리는 동작으로, 구부정한 자세를 가진 분들께 추천하는 동작입니다. 몸을 뒤집어 전신의 근육을 다 사용하고, 특히 허리 근육을 강화하는 데 효과적입니다. 팔과 다리로 몸 전체를 지탱해 근력의 힘도 좋아집니다. 효과가 좋은 만큼 주의해서 진행해야 하는 난이도 높은 동작이니 무리하지 말고 몸 상태에 맞게 진행해주세요.

❶

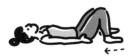

누운 상태에서 다리를 어깨너비로 벌리고, 무릎을 세워 발뒤꿈치를 엉덩이 가까이 당깁니다.

❷

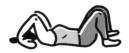

팔을 머리 위로 가져간 후 손바닥으로 귀 옆 바닥을 짚습니다. 이때 손끝이 어깨 쪽을 향하도록 합니다.

❸

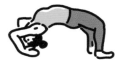

숨을 들이마시면서 엉덩이를 천천히 들어 올립니다. 상체를 들어 올릴 때 정수리가 바닥에 닿는다면 잠시 목에 힘을 풀고 자세를 멈춥니다.

자세를 진행하면서 허리가 아프다면 무리해서 올라가지 말고 가능한 단계에서 멈추는 것이 좋아요.

❹

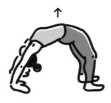

숨을 천천히 내쉬며 자신에게 맞는 속도로 몸의 중심부를 하늘 방향으로 끌어올립니다. 정수리를 바닥에서 떼고 팔과 다리를 곧게 폅니다. 다 올라오면 머리의 힘을 풀고, 20~30초간 호흡하며 자세를 유지합니다.

동작을 마무리할 때는 내쉬는 호흡에 엉덩이부터 천천히 바닥으로 내려옵니다.

9
인상펴요가

: 찌푸렸던 얼굴을 펴주는 요가

한없이 움츠렸던 미간을 펴기 위하여

아빠의 미간에는 세로 주름이 있습니다.

주름은 짓는 표정의 습관대로 생기는 것이 당연한 일이에요.

어렸을 때 말을 (더럽게) 안 들어서 부모님 속을 많이 썩였던 저로서는 혹시 나로 인한 근심, 걱정, 화의 증거로 아빠 얼굴에 주름이 잡힌 건 아닐까 하는 죄송스럽고 안타까운 마음이 들곤 합니다.

그런 아빠가 미간 주름을 없애기 위해 짓는 표정이 있어요.

집에서 텔레비전을 보거나 밥을 먹기 전, 크게 집중할 일이 없을 때 발견하게 되는 표정으로 귀와 이마를 머리 뒤로 당기며 눈가의 근육을 펴는 표정이지요.

이 표정을 지으면 미간이 늘어나면서 주름도 함께 활짝 펴집니다.

가족들은 아빠가 이 표정을 지으면 '또 이상한 표정 짓는다' 하고 장난치듯 말하지만, 아빠는 끊임없이 움츠러든 미간을 폅니다.

아빠가 인상을 쓰고 있는 사람이 아니라 인상을 펴기 위해 항상 노력하는 사람이어서 감사해요.

우리도 페이스 요가를 통해 나도 모르게 찡그리고 있었던 얼굴을 활짝 펴보아요!

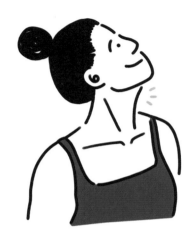

아기 새 얼굴

Baby Bird Face

이 동작은 아기 새가 모이를 먹는 모습과 비슷해 지어진 이름입니다. 턱과 목, 어깨의 근육을 강화해주는 동작으로, 근육의 처짐을 예방하는 효과가 있어요. 아기 새얼굴 동작으로 중력을 거슬러보아요!

❶

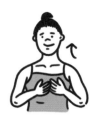

코로 천천히 숨을 들이마셨다가 내쉽니다. 정면으로 보면서 턱을 위로 올립니다. 동시에 어깨를 내려 목의 근육을 늘여줍니다.

❷

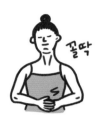

침을 삼키고 혀를 입천장에 갖다 댑니다. 턱 아래로 연결된 목의 근육이 더욱 이완되는 것을 느낄 수 있습니다.

❸

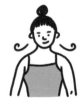

고개를 내려 숨을 고르게 정리합니다.

❹

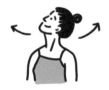

좌우 방향으로 고개를 돌려 같은 동작을 반복합니다.

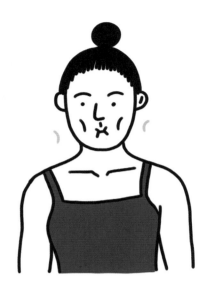

웃는 물고기 얼굴

Smiling Fish Face

팔자주름을 펴고, 볼의 근육을 강화시키는 얼굴 동작입니다. 아마 거울을 보며 이 동작을 하다 보면 나도 모르게 웃는 물고기처럼 웃게 될지도 몰라요! 깊게 호흡하면 서 동작을 진행해주세요.

❶

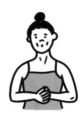

숨을 깊게 들이마시면서 볼을 윗니와 아랫니 사이
로 빨려 들어가게 합니다.

❷

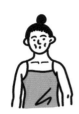

눈에 힘을 주고 크게 떴다가 힘을 푸는 동작을 반
복합니다.

❸

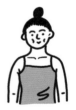

표정을 유지한 상태로 웃습니다. 평소 웃을 때 쓰
는 근육을 이용합니다.

❹

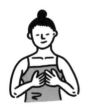

표정을 부드럽게 풀고 휴식을 취합니다.

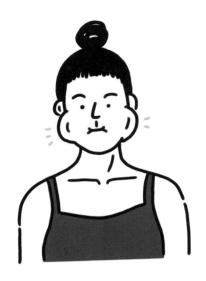

큰입 얼굴

Satchmo Face

호른 연주자들이 악기를 불 때의 모습과 닮은 표정으로, 볼을 탱탱하게 유지하는 얼굴 동작입니다. 꾸준히 하다 보면 팔자주름이 개선되고 턱과 연결된 볼살이 매끄러워지는 것을 느낄 수 있을 거예요.

❶

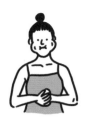

볼에 바람을 빵빵하게 넣어줍니다.

❷

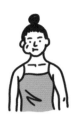

볼에 들어간 바람을 조금 뺀 후, 양옆으로 왔다 갔
다 반복합니다.

❸

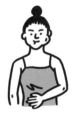

숨이 모자랄 때까지 왔다 갔다 합니다.

❹

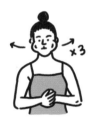

3번 반복합니다.

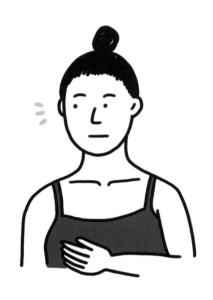

춤추는 관자놀이 얼굴

Dancing Temple Face

다른 얼굴 동작은 하다 보면 우스꽝스러운 표정이 되어 사람들이 많은 곳에서 하기 힘들지만, 이 동작은 어디서나 편하게 할 수 있어요. 짓기 수월한 표정이지만 눈가 주름을 방지하고 근육 처짐을 예방하는 데 아주 효과적이랍니다.

❶

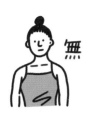
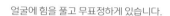

얼굴에 힘을 풀고 무표정하게 있습니다.

❷

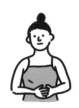

평소보다 눈을 크게 뜹니다.

❸

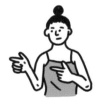

천천히 시선을 오른쪽으로 돌렸다가, 중앙으로 돌아옵니다.

❹

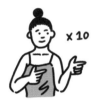

왼쪽도 똑같이 진행합니다. 10회 반복합니다.

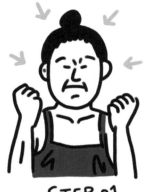

STEP 01

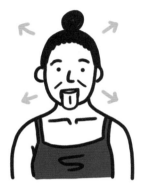

STEP 02

사자 얼굴

Lion Face

사자 얼굴은 온 얼굴을 수축했다가 이완해 근육의 긴장을 풀어주는 동작입니다. 하다 보면 내 못생김에 놀랄 수도 있지만, 안 쓰던 근육을 사용할 수 있는 동작이에요. 다양한 표정을 지어보면서 얼굴 근육의 움직임을 섬세하게 느껴보세요!

❶

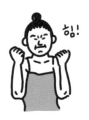

코로 숨을 들이마시며 온 얼굴 근육을 안쪽으로
꾸깁니다.

_____
주먹을 꼭 쥐면서 동작하면 얼굴 근육을 쥐어짜는 데 효과적
이에요.

❷

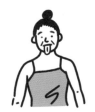

입을 벌리고 숨을 내쉬면서 가능한 혀를 바깥으로
길게 뺍니다.

❸

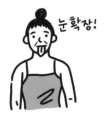

눈을 크게 확장합니다. 손도 함께 활짝 펴줍니다.

❹

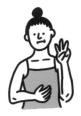

3번 반복합니다.

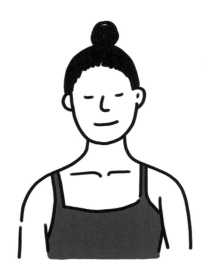

부처 얼굴

Buddha Face

얼굴 근육을 최대한 편하게 만들어주는 동작입니다. 저는 송장 자세를 할 때 눈의 힘, 코의 힘, 입의 힘, 턱의 힘을 풀면서 처음으로 얼굴 근육도 쉴 수 있다는 것을 느꼈어요. 아무 표정이 없는 것과 모든 힘을 내려놓은 얼굴 근육의 차이를 느껴보세요.

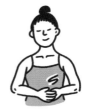

눈을 감고 살며시 미소를 짓습니다.

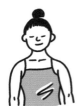

코와 눈과 미간과 관자놀이 그리고 연결된 머리 근육의 힘을 풀어줍니다.

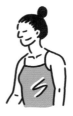

얼굴 근육의 모든 힘을 풀고 고요한 느낌을 가져 봅니다.

⑩
사랑해요가
: 좋아하는 사람과 함께하는 요가

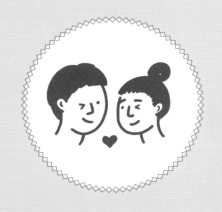

• 짝 배 자세 •

• 누운 비틀기 자세 •

• 짝 후굴 자세 •

• 짝 널빤지 자세 •

• 나는 바퀴 자세 •

• 짝 아기 자세 •

기대고, 버티고, 의지하는 힘

누군가를 좋아하면 내가 속한 세계에 대해 알려주고 싶고 나누고
싶어집니다.

저는 요가를 통해 마음을 다독일 수 있었고, 그 시간이 너무나 귀한
경험이었기 때문에 좋아하는 사람들에게 요가에 대해 많이 말해요.

어깨가 꾸준히 아픈 친구에게

"요가를 해보는 게 어때?",

소화가 잘 안 된다는 친구에게도

"요가를 해봐!",

불안감이 심하다는 언니에게도

"요가를 해보세요",

가슴이 작아 고민이라는 동생에게도

"요가가…".

이 정도면 약을 파는 거 아니냐는 소리를 들을 정도였죠.

좋아하는 사람들에게도 이런데, 사랑하는 사람에게는 얼마나 더할까요.

요가를 하면서 몸의 변화도 많았지만, 마음의 변화가 저에게는 더 중요했어요.

몸의 움직임에 집중하는 시간, 고요히 생각하는 시간을 가지는 것만으로도 더 많은 안정감을 누릴 수 있었습니다.

가장 좋았던 것은 더 좋은 사람이 되기 위해 노력하지 않아도, 나 자신이 있는 그대로 부족함이 없는 사람이라는 깨달음이었어요.

저는 오늘도 이런 기쁨을 사랑하는 사람들과 함께 나누고 싶어요.

여러분도 사랑하는 사람과 함께 요가를 하면서 서로 기대고, 의지하고, 지탱하는 힘을 길러보세요.

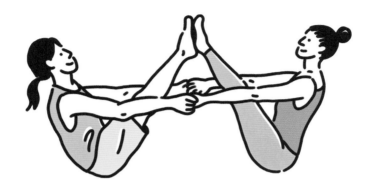

짝 배 자세

Double Paripurna Navasana

혼자 요가를 하다 보면 '누군가와 동작을 함께하면 좋을 텐데' 하는 생각이 들 때가
있어요. 특히 지탱하기 어려운 동작을 할 때 그렇죠.

짝 배 자세는 다리를 들어 올리고 복부와 허리에 힘을 주어 척추를 강하게 만드는 동
작입니다. 등과 허리가 둥글게 말리지 않도록 서로의 팔을 잡고 끌어당겨주세요! 꾸
준히 하다 보면 어느 순간 강해진 허리와 복부 그리고 등 근육을 느낄 수 있을 거예
요. 서로에게 의지하며 건강해집시다!

❶

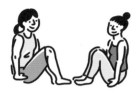

마주 보고 앉습니다. 무릎을 세우고 서로의 발가락을 가깝게 합니다.

❷

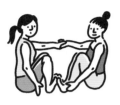

발끝을 세워 서로의 발가락을 붙이고 조금 더 가까이 앉습니다. 서로의 손을 잡습니다.

❸

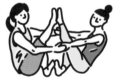

상체를 살짝 뒤로 젖히면서 귀와 어깨가 멀어진다는 느낌으로 어깨를 내립니다. 서로의 발바닥을 붙이면서 한 다리씩 올려줍니다.

❹

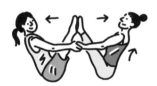

두 다리를 다 올렸을 때 중심을 잡으려고 노력하며 다리를 폅니다. 척추를 세우고 가슴을 들어 올리는 힘을 이용하여 허리를 펴세요. 그리고 서로의 눈을 바라봐요.

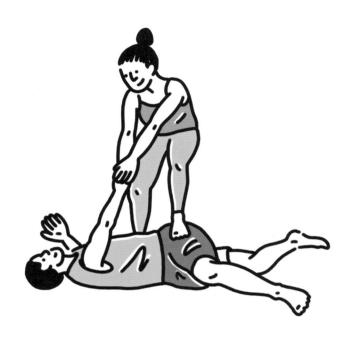

누운 비틀기 자세

Supta Matsyendrasana

골반 긴장을 풀고 상체를 늘이는 동작으로, 몸의 중심을 잡고 있는 척추 기립근을 바로잡아 허리 통증을 완화하는 동작입니다. 복부 중심을 자극하기 때문에 소화 기능이 전반적으로 좋아지고, 대장을 비틀어 변비가 있는 분들에게도 효과가 좋아요. 짝꿍의 도움을 받아 평소보다 더 많이 몸을 비틀어봅시다.

❶

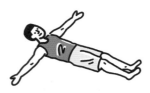

바닥에 누워 양팔을 벌립니다. 몸의 관절들이 수평을 이뤘는지 확인하며 곧은 자세로 눕습니다.

❷

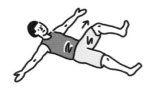

허벅지와 엉덩이의 긴장을 풀고 무릎을 굽혀 다리를 직각으로 올립니다.

❸

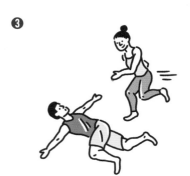

숨을 내쉬며 들었던 다리를 반대편 바닥으로 넘깁니다. 허리 아랫부분이 쭉 늘어나는 것을 느끼고, 시선은 다리를 넘긴 반대 방향을 바라보며 다리를 더 내립니다. 이때 어디선가 지원군이 나타납니다. (깜짝 놀랍니다!)

❹

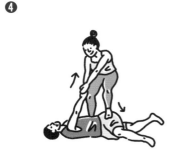

이때 서 있는 사람은 시선 반대 방향의 팔을 조심스레 당기고, 발로 허벅지를 지그시 눌러 스스로 돌리지 못했던 허리를 깊게 비틀어줍니다. 아프지만 시원합니다. 반대쪽도 진행합니다.

———————
갑작스레 동작을 진행하면 근육이 긴장할 수 있으므로, 무리하지 말고 가능한 만큼만 진행해주세요.

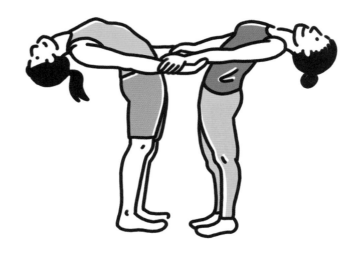

짝 후굴 자세

Double Anuvittasana

평소 앞으로 말려 있던 몸을 뒤로 젖혀 구부정한 어깨를 펴주고, 척추의 유연성도
길러주는 동작입니다. 동작을 꾸준히 하다 보면 허리 통증이 완화되고, 장기를 자극
하여 소화 기능이 좋아집니다. 서로에게 의지하며 가슴을 활짝 펴보아요.

❶

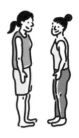

서로 마주 보고 바로 섭니다. 양발을 골반 너비 정도로 열고, 11자로 만듭니다. 허리도 곧게 세웁니다.

❷

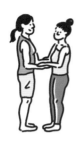

다리가 바닥에 뿌리내린다는 생각으로 허벅지에 힘을 줍니다. 서로의 팔을 맞잡고 숨을 내쉬면서 상체를 가볍게 뒤로 젖힐 준비를 합니다.

❸

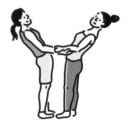

항문에 힘을 꽉 주면서 골반을 앞으로 밀어내고 상체를 뒤로 젖힙니다. 이때 가슴을 열고, 무릎은 펴려고 노력합니다.

―――――
갑작스레 동작을 진행하면 근육이 긴장할 수 있으므로, 무리하지 말고 호흡을 조절하며 가능한 만큼만 자세를 유지하세요.

❹

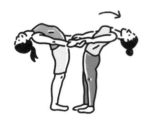

서로에게 의지하며 상체를 가능한 만큼 뒤로 젖힙니다. 호흡을 하면서 자세를 유지합니다.

―――――
후굴 자세를 한 후 전굴 자세를 진행하여 허리와 골반을 안정시켜주면 좋습니다.

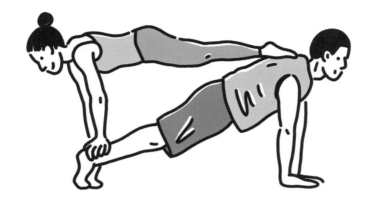

짝 널빤지 자세
Double Kumbhakasana

코어근육이란 몸을 지탱하는 허리, 골반, 엉덩이의 근육으로, 이 동작은 코어운동의 대표적인 자세입니다. 몸 전체를 널빤지처럼 곧게 펴고 동작을 유지하는 이 자세는 버티는 능력을 강화하기에 효과적입니다. 관계에서도 버티는 힘이 매우 중요하잖아요. 짝꿍과 함께 열심히 버텨봅시다!

❶

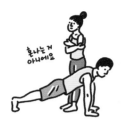

지지 자(base)는 바닥에 손목과 팔꿈치를 어깨너비만큼 벌리고, 널빤지 자세를 유지합니다.

❷

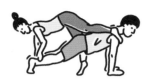

지지 자가 견고하게 널빤지 자세를 유지한 상태에서, 나는 자(flyer)는 지지 자의 발목을 잡고 지지자의 어깨에 고리 걸듯 한 발씩 올립니다.

❸

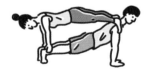

나는 자가 양다리를 올리면 두 사람은 널빤지 자세를 유지합니다. 복부의 힘을 사용하여 중심을 잡으려 노력합니다.

❹

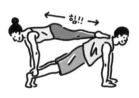

나는 자는 발이 어깨 위로 오도록 펴고, 몸을 5cm 정도 앞으로 이동해 더욱 단단한 널빤지 자세를 취합니다. 두 사람 모두 어깨, 등, 허리, 엉덩이가 일자를 유지하도록 합니다.

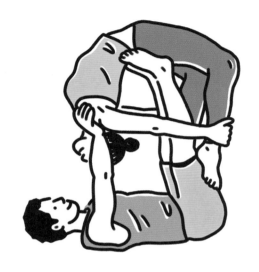

나는 바퀴 자세

Urdhva Dhanurasana

지지 자가 받침대 역할을 해주면, 나는 자는 더 깊게 후굴 자세를 진행할 수 있습니다. 전신을 크게 뒤로 젖혀 허벅지, 배, 등 근육을 자극하고, 골반과 어깨의 유연성을 길러 신체의 활기를 찾아보세요. (짝꿍, 내가 더 높이 날 수 있게 도와줘요!)
이 자세는 난이도 높은 동작으로, 집중하지 않으면 다칠 수 있습니다. 따라서 무리하지 말고, 모든 동작을 마친 뒤 몸이 완전히 풀렸을 때 하는 것이 좋습니다.

❶

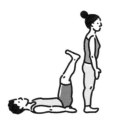

지지 자는 누워서 다리를 듭니다. 나는 자는 발꿈치를 지지 자의 엉덩이 쪽에 대고 섭니다.

❷

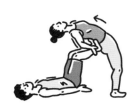

지지 자는 나는 자의 허리와 엉덩이가 이어지는 위치에 발을 대고, 나는 자가 잘 받혀질 수 있도록 무릎을 조금 구부려 줍니다. 나는 자는 지지 자의 발목을 잡고 기댑니다.

❸

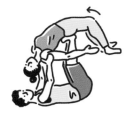

나는 자는 몸을 뒤로 젖히고, 지지 자는 나는 자의 어깨를 손으로 잡고 무게를 잘 견디기 위해 팔을 곧게 폅니다.

❹

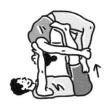

지지 자가 무게중심을 잘 잡았다면 다리를 길게 폅니다. 지지 자가 안정적으로 받쳐주면 나는 자는 어깨를 뒤로 열고 발목을 잡아 가슴을 활짝 폅니다.

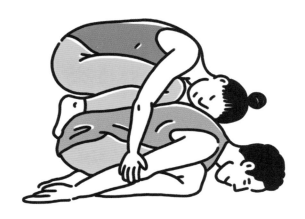

짝 아기 자세

Double Balasana

수련하는 사이에 쉼을 얻는 동작으로, 편안하게 휴식을 취하는 아기의 모습을 형상화한 자세입니다. 함께할 때 지지 자는 상체를 더 깊게 숙일 수 있고, 나는 자는 몸의 균형에 더 집중할 수 있습니다. 두 사람 모두 머리를 아래로 숙여 호흡하기 때문에 혈액순환이 원활해지며, 몸과 마음의 긴장이 풀립니다. 함께 수련한 짝꿍과 서로를 다독이며 휴식 시간을 가져보아요.

❶

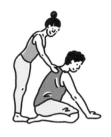

지지 자는 양 무릎을 모아 엉덩이를 바닥에 대고 앉습니다.

———————
엎드릴 때 무릎이 배를 압박해 숨쉬기가 불편하다면 양 무릎을 골반 너비로 벌려 앉습니다.

❷

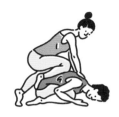

지지 자는 상체를 숙여 이마를 바닥에 대고 엎드립니다. 나는 자는 ①번 동작과 같은 방법으로 지지 자 등 위에 올라갑니다.

❸

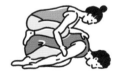

지지 자는 양 손등을 발 옆 바닥에 두고 중심을 잡으려 노력합니다. 두 사람 모두 엉덩이에 뒤꿈치를 붙입니다. 온몸의 긴장을 풀어줍니다.

❹

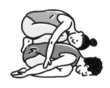

목과 어깨의 긴장을 풀고, 눈을 감고 안정을 취합니다. 숨을 들이마실 때의 팽창과 내쉴 때의 이완을 느끼며 편안하게 호흡을 2~3분 정도 유지합니다.

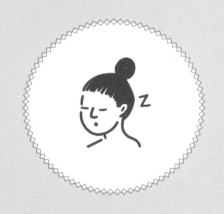

11

잘자요가

: 잡념이 사라지고 숙면을 돕는 요가

• 고양이 자세 •

• 소 자세 •

• 물고기 자세 •

• 다리를 들고 거꾸로 눕는 자세 •

• 바람 빼기 자세 •

• 누운 나비 자세 •

우리는 다시 쉬는 법을 배워야 해요

독립출판물로 낸 여섯 권의 요가 시리즈 중 가장 많은 관심을 받은 책은 단연 《잘자요가》였습니다.

사람들이 이 책을 많이 찾을수록 당연히 기분은 좋았지만, 한편으로 그만큼 잘 자지 못하는 사람들이 많다는 생각에 씁쓸한 마음도 들었어요.

그나마 일상을 정지하고 쉬는 시간이 자는 시간인데 쉬기 위해 더 많이 노력해야 하고, 겨우 잠들어도 개운하게 일어나지 못하는 분들도 많아 보였습니다.

우리는 일상에서 알게 모르게 계속 자극을 받아요.

큰 스트레스를 받기도 하고, 부정적인 일이 아닐지라도 에너지를 쓰고 움직이면서 나 자신을 소모하죠.

그리고 자기 직전까지도 그 자극을 *끄기*란 쉽지 않습니다.

우리는 쉬는 법을 배워야 해요.

저는 요가를 통해 숨 쉬는 법부터 다시 배웠어요.

그리고 쉽다고 생각하지만 정작 제대로 누리지 못하는 쉼에 대해서도 모두가 다시 배울 필요가 있다고 생각합니다.

가끔은 단호하게 자기 자신에게 "잠은 소중하니까 이제 모든 것을 정지시켜야지"라고 말해줄 필요가 있어요.

우리는 그렇게 하나씩 간결해지면 됩니다.

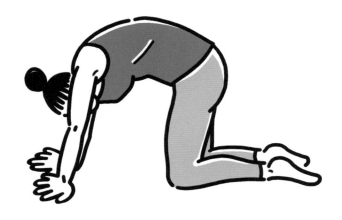

고양이 자세

Marjaryasana

상체와 목을 쭉 늘여주는 동작으로, 목과 어깨가 자주 뭉치고 아픈 분들께 추천하는 자세입니다. 등을 위로 올리면 생각보다 많이 올라가는 것을 느끼면서 뭉친 등 근육이 느껴집니다. 또 장 운동을 촉진하여 변비가 있거나 배에 가스가 찼을 때 하면 더욱 좋아요. 소 자세와 연결하여 동작하면 효과적입니다.

❶

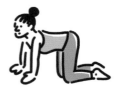

바닥에 무릎을 꿇고 앉아 양손과 무릎을 어깨너비로 벌려 기어가는 자세를 취합니다. 이때 상체는 바닥과 수평을 이루고, 손목, 팔꿈치, 어깨는 바닥과 수직을 이룹니다.

❷

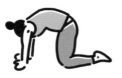

손바닥을 바닥 방향으로 꾹 눌러 허리를 동그랗게 말아 올립니다. 숨을 내쉬며 머리를 앞으로 숙입니다.

❸

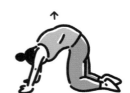

턱을 쇄골 방향으로 더 당기면서 시선은 배꼽을 바라봅니다. 복부를 등 쪽으로 당기고 허리를 하늘 방향으로 둥글게 끌어올립니다.

턱을 과도하게 당겨 가슴까지 붙이지는 말아주세요.

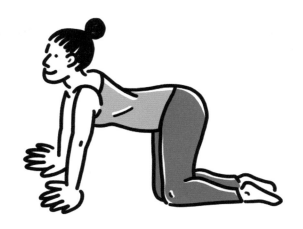

소 자세

Bitilasana

고양이 자세처럼 목과 어깨가 자주 불편한 분들에게 좋은 동작입니다. 허리의 탄력과 유연성을 기르기에 적합하고, 척추를 위아래로 움직여 틀어진 부분을 교정합니다. 자기 전에 고양이 자세와 소 자세를 반복해 척추를 풀어주면 좋아요.

❶

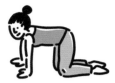

바닥에 무릎을 꿇고 앉아 양손과 무릎을 어깨너비
로 벌려 기어가는 자세를 취합니다. 이때 상체는
바닥과 수평을 이루고, 손목, 팔꿈치, 어깨는 바닥
과 수직을 이룹니다.

❷

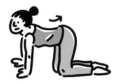

숨을 들이마시며 허리를 아래 방향으로 움푹하게
내리고, 엉덩이는 위로 올려주세요. 이때 어깨가
처지지 않도록 주의합니다.

❸

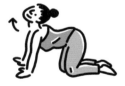

허리를 굴곡 있게 내리면서, 가슴은 천장을 향해
들어 올립니다. 고개를 들어 목 앞부분을 쭉 늘여
줍니다.

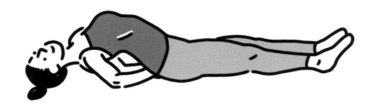

물고기 자세

Matsyasana

목 주변의 긴장을 풀어주고, 머리로 가는 혈액의 순환을 돕는다고 하여 만병통치 효과가 있는 자세로 불립니다. 안으로 말린 등과 어깨를 펴기에 좋은 동작이며, 불면증에도 효과적입니다. 자기 전에 혈액순환을 한 번 시키고 숙면을 취하세요!

❶

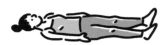

등을 바닥에 대고 누워 다리를 가지런히 모읍니
다. 손바닥은 바닥을 향합니다.

❷

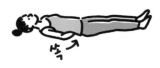

손바닥을 엉덩이 밑에 넣어, 손등 위에 엉덩이가
올라오도록 합니다. 숨을 내쉬고 들이마시기를 반
복해 호흡을 정리합니다.

❸

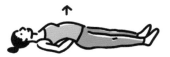

숨을 들이마시면서 팔꿈치로 바닥을 눌러 가슴을
들어 올립니다. 자연스럽게 고개가 뒤로 넘어가
정수리가 바닥에 닿습니다.

❹

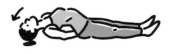

머리 위치를 고정하고 가슴을 좀 더 위로 올립니다.

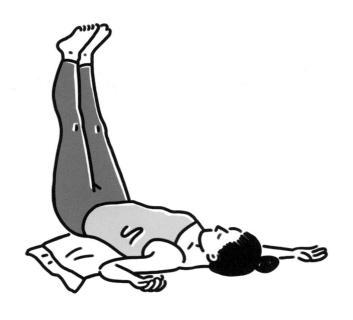

다리를 들고 거꾸로 눕는 자세

Viparita Karani

요가의 이완 동작 중에서 치유 효과가 좋은 동작입니다. 보통 몸을 거꾸로 세우는 동작을 할 때는 몸에 큰 긴장을 주어 지탱하는 경우가 많지만, 이 자세는 편안하게 다리만 올리면 됩니다. 중력의 도움으로 혈류가 골반을 통해 가슴과 머리까지 원활하게 순환합니다. 유난히 피곤한 저녁이라면 침대에 누워 간단하게 다리를 들어 올리고 몸을 편안하게 해주세요.

❶

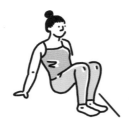

다리를 세우고 앉아 몸의 옆면이 벽에 닿도록 합니다.

❷

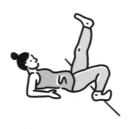

등을 돌려 누우면서 엉덩이와 발바닥이 벽에 닿도록 합니다.

❸

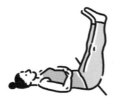

구부렸던 다리를, 벽 위로 계단을 타고 오르듯 올립니다. 벽에 다리 뒷부분이 닿게 합니다.

━━━━━

평평한 바닥이 불편하다면 허리 아래에 쿠션을 두고 자세를 진행해도 좋습니다.

❹

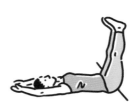

양팔은 편안하게 몸 옆에 두거나 손바닥이 하늘 방향을 보도록 손을 머리 위로 올립니다. 호흡하며 자세를 유지합니다.

━━━━━

목이 불편하거나 혈압이 높다면 이 자세는 하지 않는 게 좋습니다.

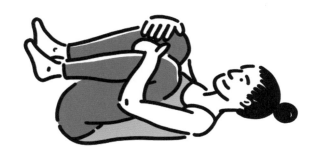

바람 빼기 자세

Pavanamuktasana

소화가 잘 안 되거나 배에 가스가 찼을 때, 몸 안의 독소를 빼주는 자세입니다. 골반을 지그시 눌러 잠들기 전에 몸의 균형을 맞추고, 속을 편안하게 하여 숙면을 도와줍니다.

❶

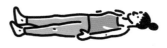

다리를 쭉 펴고 편안하게 누워주세요.

❷

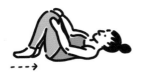

발을 엉덩이 가까이 가져와 다리를 구부립니다.

❸

꼬옥-

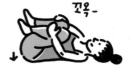

두 무릎을 구부려 가슴 가까이 끌어안습니다. 자세를 유지할 때 엉덩이가 바닥에서 뜨지 않도록 꼬리뼈를 바닥에 내립니다.

❹

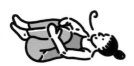

양손 깍지를 끼고 끌어안는다는 느낌으로 무릎을 감쌉니다. 내 몸 안의 바람을 다 뺀다는 느낌으로 숨을 내쉬며 당겨주세요. 호흡과 함께 동작을 반복합니다.

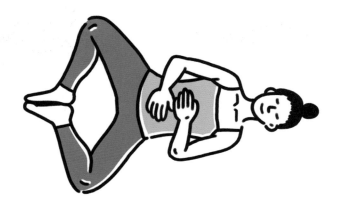

누운 나비 자세
Supta Baddha Konasana

누운 나비 자세는 기본 나비 자세보다 편안하게 골반을 열어주는 동작입니다. 힘을 들이지 않고도 혈액순환, 부종 완화 등의 효과를 기대할 수 있어요. 잠을 잔다는 것은 단순한 휴식이 아닌, 다음 날 잘 활동하기 위해 몸과 마음의 피로를 풀고 회복시키는 시간입니다. 간단해 보여도 왜 그렇게 어려운지! 누운 나비 자세로 몸과 마음을 안정시켜 잘 좀 자보자고요!

❶

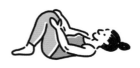

편안하게 눕습니다. 두 무릎을 세워 발뒤꿈치를
엉덩이 가까이 가져옵니다.

허리가 불편하면 등에 베개를 받치고 자세를 진행해도 좋습
니다.

❷

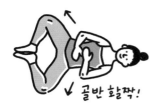

무릎을 양옆으로 내리면서 발바닥을 맞댑니다. 골
반이 열리는 것을 느낍니다.

❸

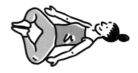

손을 편안하게 몸 옆에 내려놓습니다.

손을 몸 위에 올려도 괜찮아요.

❹

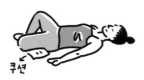

허리 아랫부분이 바닥에서 떠 아치 형태가 되지
않도록 주의합니다. 1분간 몸의 긴장을 풀고 호흡
합니다.

12

마쳐요가

: 마무리 동작

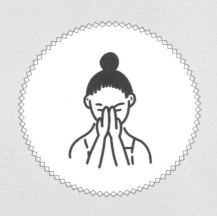

- 송장 자세 •
• 다시 깨어나기 •
• 손발 털기 •
• 천천히 일어나기 •
• 명상 •
• 나마스테 •

천천히, 꾸준히, 할 수 있는 만큼만

유학을 와서 비싼 수업료를 내고 아주 오랜만에 요가 수업을 들었습니다.

혼자 하는 수련이 어쩐지 부족하게 느껴져서였어요.

그런데 수업에 들어가자 영어로 진행되는 수업에 덜컥 겁이 났습니다.

'못 알아들으면 어쩌지?', '틀리면 어쩌지?', '나만 바보 같아 보이면 어쩌지?'

걱정하며 맨 앞줄에 앉아 선생님 말에 집중했어요.

다행히 수업은 문제없이 진행되는 듯했어요.

그런데 아뿔싸, 선생님이 오른팔을 들라고 하는 순간 너무 당당히 왼팔을 든 것 아니겠어요! 이렇게 쉬운 것을 틀리다니….

갑자기 저 자신이 작아지는 기분이었습니다.

그런데 그 순간, 거울에 비친 제 뒤의 네 사람이 제 동작을 따라 왼팔을 드는 것을 발견했어요.

짧은 시간이었지만 인종, 성별, 나이, 언어에 상관없이 다들 서로를 의식하고 있었던 것이죠.

요가를 하다 보면 '나만 이렇게 힘든가', '나만 이렇게 중심이 흔들리나' 생각하겠지만 사실 주위를 살펴보면 다들 똑같은 마음으로 자기 자신과 싸워내는 중이라는 걸 발견하게 됩니다.

잘하고 싶어서, 잘 살고 싶어서.

우리는 혼자서 요가를 하지만 혼자가 아니기도 합니다.

혼자 끙끙대며 시간을 보내다가도 결국 서로를 보게 되죠.

다른 사람에게 영향을 받는 것이 좋고 영향을 주는 것도 좋아요.

그렇게 우리는 천천히 그리고 꾸준히 성장하고 있다고 믿습니다.

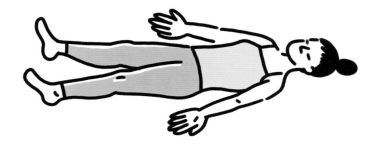

송장 자세

Shavasana

송장 자세는 대표적인 휴식 동작으로 몸과 마음을 편히 쉬게 합니다. 자극이 많은 동작을 마치거나, 전체 동작을 마친 후에 마무리로 이 자세를 진행합니다. 송장 자세는 자연스러운 호흡을 이어나가 뇌파를 안정시키고, 5분 이상 유지하면 두 시간 정도 숙면한 것과 같은 효과를 준다고 합니다. 오늘 하루도 수고한 나에게 토닥이는 마음으로 송장 자세를 진행해보세요.

❶

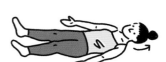

등을 대고 바닥에 편안하게 눕습니다. 다리는 골반 너비로 벌리고, 손바닥은 하늘을 향하게 합니다. 턱은 쇄골 쪽으로 조금 당겨 목 뒤가 늘어나게 한 후 눈을 감습니다.

❷

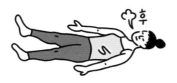

편하게 호흡하며 의식을 비웁니다. 먼저 얼굴 근육의 긴장을 풉니다. 그다음 내내 긴장하던 어깨의 힘을 내려놓습니다. 천천히 온몸을 이완합니다.

❸

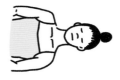

5분에서 10분 정도 자세를 유지합니다.

———
송장 자세는 의식적으로 전신의 힘을 풀어야 해서 생각보다 진행하기 어려운 동작입니다. 에너지를 다시 보충하기 위해 리셋한다는 마음으로 진행해보세요.

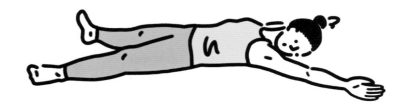

다시 깨어나기

Waking up

송장 자세로 충분한 휴식을 가진 다음 살며시 몸을 깨워내는 단계입니다. 저는 모든 요가 동작을 마치고 난 후에 하는 송장 자세에서 스르륵 잠이 들기도 한답니다. 요가원에서 요가를 하고 나면 집으로 돌아가야 하니 살금살금 몸을 깨워봅니다.

❶

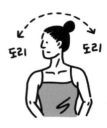

머리를 양옆으로 왔다 갔다 합니다.

❷

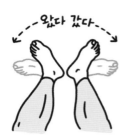

발을 양옆으로 왔다 갔다 합니다. 발가락을 꼼지락거리며 힘을 줬다 풀었다 반복합니다.

❸

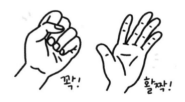

손가락을 쥐었다 폈다 반복합니다. 주먹을 쥐고 안으로 당겨 손목의 근육도 풀어줍니다.

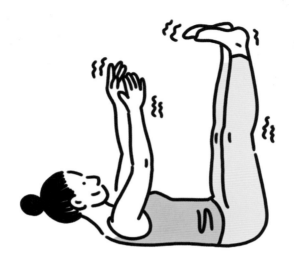

손발 털기
shake off

몸을 살살 깨우고 난 뒤 누운 상태에서 팔과 다리를 들어 탈탈 털어주세요. 몸을 힘 있게 털면 모세혈관이 건강해져서 혈액의 흐름도 좋아지고, 누워서 동작을 진행하면 뇌로 가는 혈액의 양을 늘려주어 머리도 가벼워진답니다.

❶

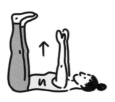

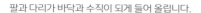

팔과 다리가 바닥과 수직이 되게 들어 올립니다.

❷

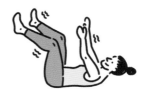

손과 발에 힘을 풀고 팔과 다리를 탈탈 털어줍니다.

❸

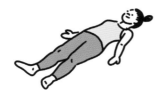

잠시 정지했다가 힘을 완전히 풀어 바닥에 툭 내
려놓습니다.

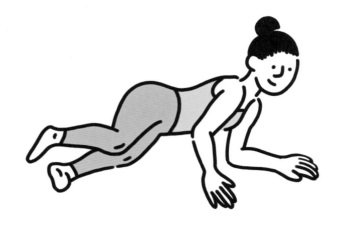

천천히 일어나기

Getting up slowly

요가 동작은 어떤 동작이든 급하게 진행하지 않습니다. 완전한 동작에 이르렀다가 다시 기본 자세로 돌아오기까지 자신의 몸 상태를 판단하면서 진행해야 합니다. 송장 자세를 하고 몸을 깨웠다면 천천히 몸을 일으킵니다. 특히 마무리 동작들은 몸과 마음의 움직임을 섬세하게 느끼면서 진행하기를 추천해요.

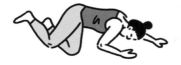

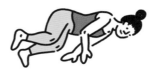

편한 방향으로 몸을 돌려 누워 잠시 시간을 가집
니다. 다리를 오므리고 웅크려 아기처럼 편한 자
세를 취해도 좋아요.

위쪽 팔을 들어 가슴 앞 바닥에 가져다 대고 한 손
씩 바닥을 밀어 상체를 일으킬 준비를 합니다.

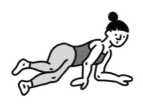

허리와 가슴부터 천천히 올립니다. 머리가 가장
마지막에 올라올 수 있도록 합니다. 바른 자세로
앉아 호흡을 고릅니다.

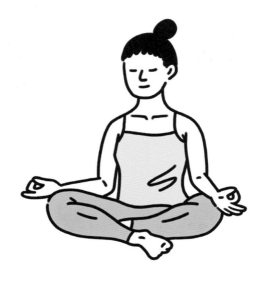

명상

Dhyana

명상은 꼭 평화롭고 조용한 장소에서뿐만 아니라 요리할 때, 버스에서 혼자 창밖을 바라보며, 샤워하면서 언제든 할 수 있다고 생각해요. 조용히 호흡하고 생각의 움직임에 집중할 수 있다면 말이죠. 정신없는 일상 속에서 지나가는 많은 일을 나만의 방법대로 해석하고 반응할 시간이 충분하지 않았겠지만, 이 시간만큼은 천천히 있는 그대로의 나를 느껴보는 기회로 삼으면 어떨까요.

❶

집중할 수 있는 공간에서 몸의 균형을 맞추어 앉거
나 섭니다. 차를 한 잔 마시는 것도 도움이 돼요.

❷

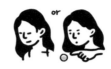

시선은 눈을 살짝 감아도 되고, 눈을 떴다면 한 사
물을 정해 시선을 고정합니다.

❸

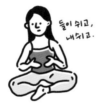

들이마시고 내쉬는 숨의 간격은 동일합니다. 호흡
을 코끝으로 느낍니다.

❹

나를 불편하게 했었던 생각들이 숨을 통해 나간다
고 생각하며 호흡을 유지합니다. 나를 힘들게 한
모든 것들을 용서하는 마음을 가져봅니다.

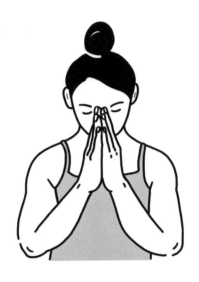

나마스테

Namaste

'나마스테'는 인도와 네팔에서 만남과 헤어짐에 주고받는 '안녕'이라는 인사말인 동시에 '세상에 태어나 만남과 인연을 소중히 여긴다'는 뜻도 가지고 있습니다. 밖에서 사람을 만나고 이야기를 나누고 나를 보여주는 일이 우리의 일상이지만, 나도 오늘의 나는 처음 만나는 거잖아요. 오늘 하루 수고한 나에게 '나마스테' 하며 다독여주세요. 그리고 옆 사람에게도 수고했다는 말을 따뜻하게 건네봅니다.

오늘도 잘했어요가

초판 1쇄 인쇄 2019년 6월 21일 초판 1쇄 발행 2019년 6월 28일

지은이 김진아
펴낸이 연준혁

출판 2본부 이사 이진영
출판 6분사 분사장 정낙정
책임편집 이경희
디자인 함지현

펴낸곳 (주)위즈덤하우스 미디어그룹 출판등록 2000년 5월 23일 제 13-1071호
주소 (410-380) 경기도 고양시 일산동구 정발산로 43-20 센트럴프라자 6층
전화 (031)936-4000 팩스 (031)903-3895 홈페이지 www.wisdomhouse.co.kr

ⓒ김진아, 2019
값 12,000원
ISBN 979-11-90182-20-1 13510

• 인쇄·제작 및 유통상의 파본 도서는 구입하신 서점에서 바꿔 드립니다.
• 이 책의 전부 또는 일부 내용을 재사용하려면 사전에 저작권자와
  (주)위즈덤하우스 미디어그룹의 동의를 받아야 합니다.

• 이 도서의 국립중앙도서관 출판예정도서목록(CIP)은 서지정보유통지원시스템 홈페이지(http://seoji.nl.go.kr)와 국
  가자료종합목록 구축시스템(http://kolis-net.nl.go.kr)에서 이용하실 수 있습니다. (CIP제어번호 : CIP2019022369)